汉竹·健康爱家系列

陪老婆
战胜产后坏情绪

龚晓明　主编

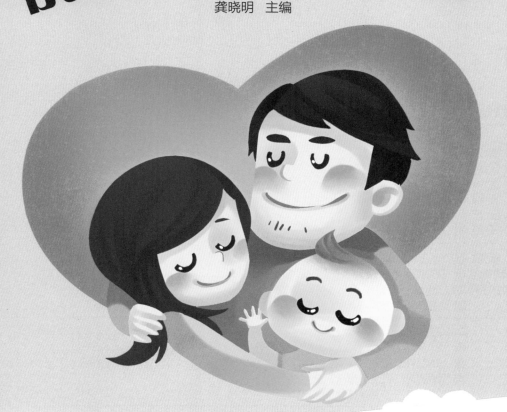

江苏凤凰科学技术出版社 · 南京

U0363459

图书在版编目（CIP）数据

陪老婆战胜产后坏情绪 / 龚晓明主编 . — 南京：江苏凤凰科学技术出版社，
2025.03 — ISBN 978-7-5713-4525-9

Ⅰ . R714.6；R749.4

中国国家版本馆 CIP 数据核字第 2024VD8025 号

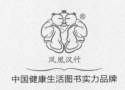

中国健康生活图书实力品牌

陪老婆战胜产后坏情绪

主　　　　编	龚晓明
全 书 设 计	汉　竹
责 任 编 辑	刘玉锋　黄翠香
特 邀 编 辑	李佳昕　张　欢
责 任 设 计	蒋佳佳
责 任 校 对	仲　敏
责 任 监 制	刘文洋

出 版 发 行	江苏凤凰科学技术出版社
出版社地址	南京市湖南路 1 号 A 楼，邮编：210009
出版社网址	http://www.pspress.cn
印　　　　刷	南京新世纪联盟印务有限公司

开　　　　本	720 mm × 1 000 mm　1/16
印　　　　张	8
字　　　　数	160 000
版　　　　次	2025 年 3 月第 1 版
印　　　　次	2025 年 3 月第 1 次印刷

标 准 书 号	ISBN 978-7-5713-4525-9
定　　　　价	39.80 元

图书印装如有质量问题，可随时向我社印务部调换。

编辑导读

　　这是一本写给准爸爸和新手爸爸的书。

　　如果你和你的老婆准备要宝宝，那么，你可以看看这本书。

　　如果你的老婆已经怀孕了，那么，你也可以看看这本书。

　　如果你的老婆刚刚生了宝宝，那么，你更需要看看这本书。

　　"产后抑郁"这个词，很少在产前被提及，对于在产后会发生的那些意想不到的、让家里翻天覆地的、很可怕的感受，爸爸们没有一点了解，难免不知所措，甚至忽视了妈妈。

　　当新手爸爸还沉浸在终于看到宝宝的欣喜中时，你的老婆可能正遭受着产后不良情绪的折磨，她在产后感到了孤独、困惑、羞愧、内疚、不安、疲惫、各种无法言说的疼痛，加上爸爸和家人们的忽视，可能让这些情绪转化为困惑、焦虑、睡眠困难、不明原因的哭泣、惊恐、抑郁。

　　研究表明，女性的产后抑郁会在另一半的持续支持下得到显著改善。因此，准爸爸及新手爸爸应提前做好准备，陪伴并帮助老婆预防产后抑郁、走出产后抑郁。爸爸需要认清、理解和接纳妈妈的现状，帮助处在困惑和痛苦中的妈妈走出这段艰难的境遇，而爸爸要如何做，就让这本书来告诉你。

　　这本书将帮助你了解产后焦虑、忧郁和抑郁，书中还配有相关量表，可作为产后抑郁的初步判断参考，但它并不能取代医院全面的评估和诊断。如果你的家人被怀疑患有产后抑郁，请及时寻求专业帮助。

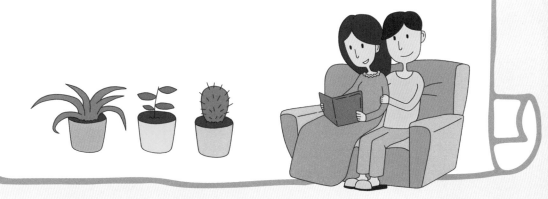

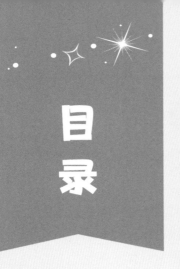

目录

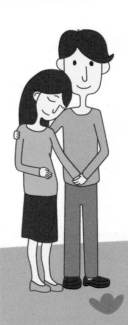

第二章

火眼金睛，识别产后抑郁

第三章

家里多了个"小祖宗"，大家要分配好任务

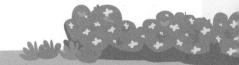

第四章

老公给力，陪伴是最好的爱

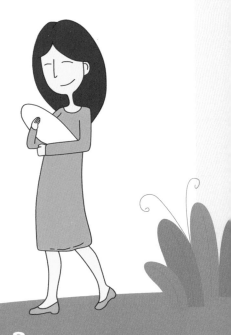

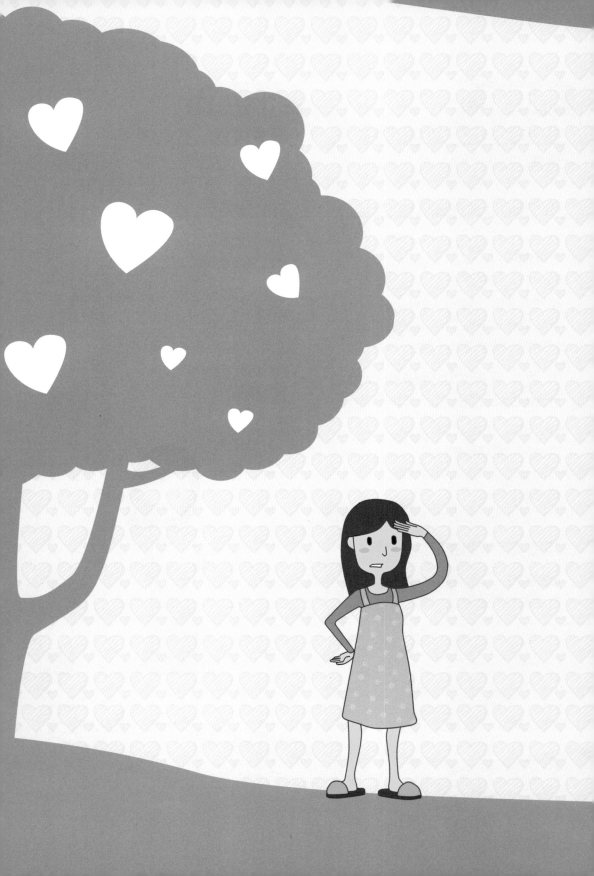

第一章
初识产后情绪"怪兽"

　　也许在老婆怀孕期间，爸爸就已经深刻体会到什么叫"性情大变"。本以为生完宝宝，老婆就会散发出"母性"的光辉，连说话都是温声细语的。但事实是，随着分娩结束，新上任的妈妈可能受到生理激素、育儿压力、职场压力等多种因素影响，情绪再起波澜。在爸爸眼中，老婆变得似乎看什么都不顺眼，爸爸做什么都不对，还会莫名其妙地发脾气，甚至变成了一个比宝宝还爱哭的"爱哭包"……

　　对此，爸爸一定要充分理解新妈妈，这是因为产后情绪这只"怪兽"找上了她。

时刻关注老婆情绪变化

很多新妈妈在生完宝宝之后，激素水平和社会角色的变化导致身体、情绪、心理等方面发生了一系列变化。很多人特别关注新妈妈产后的身体恢复情况，却忽略了她的情绪问题，比如产后忧郁、焦虑等。

老婆的情绪怎么了

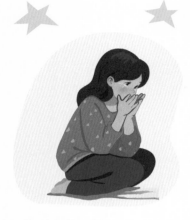

产后抑郁症的发病率相对较高，全球约为17%。在这种现实情况下，爸爸在关注妈妈身体恢复的同时，也要关注妈妈的情绪变化，不要让情绪"怪兽"伤害了她。

老婆像变了一个人

也许爸爸会这样抱怨："生完宝宝之后，老婆突然变得'陌生'了。她时不时表现出暴躁、担心、焦虑的情绪，反复地伤心、流泪，对家人也充满了敌意，不愿意和我亲近。"别担心，你的她只是情绪"感冒"了。从现在开始，你需要帮助她一起预防产后抑郁和焦虑障碍，带她走出情绪困境。

爱哭的老婆

产后妈妈变得爱哭了，爸爸的一句话或宝宝的一个动作，妈妈可能突然就崩溃大哭起来。爸爸在旁边大惊失色，这是怎么了，可怎么哄啊，哭坏了眼睛可怎么办呢！

老婆要宝宝，不要我了

妈妈和宝宝天天形影不离，爸爸充满了羡慕："老婆只关心宝宝，时常忽略我的存在，更不要说过二人世界了。"

"宝宝终于睡着啦！"爸爸忍不住庆贺起来。结果刚一出声，宝宝就被吵醒了，"哇"地哭了起来，妈妈气得直哭："我好不容易才把他哄睡着！你有病吧！"有时候光是责骂爸爸还不解气，非要用拳头在爸爸身上狠捶几下才算完。

爸爸想要引起妈妈的注意是可以理解的，但是方式方法要选择好，此时的妈妈情绪非常敏感，不适合用一惊一乍的方式引起注意。

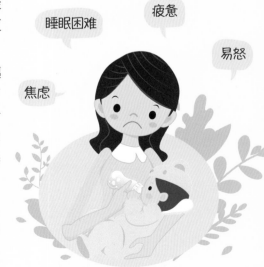

疲惫

睡眠困难

易怒

焦虑

老婆觉得自己不是一个好妈妈

有的爸爸提道："宝宝的出生不太顺利，这件事成了老婆的心结。她总认为自己是一个失败者，是一个失败的妈妈，因此感到非常痛苦。"对新妈妈来说，过度自责不仅不利于身体和情绪的恢复，更不利于照顾宝宝。而且，这种感觉逐渐加重，会慢慢演变成无助和绝望，让妈妈终日沉浸在苦恼之中。

怎么办，老婆嫌弃自己的宝宝

有的爸爸感慨："宝宝出生前，我本幻想着在未来能拥有温馨的家庭，每天回家后，都能看到美丽温柔的老婆和可爱的宝宝。可是没想到，有了宝宝以后，老婆却天天哭，还很抗拒抱宝宝，甚至嫌弃宝宝，听不得宝宝的哭声……"

如果受到了产后坏情绪的折磨，很多新妈妈很难或者没有办法和宝宝建立亲密关系，新妈妈也会内疚。越建立不

爸爸的作用

爸爸别慌，这种情绪焦虑的情况有很大的可能是暂时的。这时候，爸爸应该挺身而出，安抚妈妈的情绪，给妈妈最大的信任和安全感，肩负起大部分照顾宝宝和照顾妈妈的重任。爸爸还需要学会抱宝宝、换纸尿裤、冲泡奶粉、哄睡宝宝、给宝宝洗澡、应对宝宝紧急情况的知识。

了亲密关系越内疚，越内疚情绪就越容易崩溃，负面的情绪就容易加剧。绝大多数的新妈妈只是想离宝宝远一点，不想时时刻刻盯着宝宝，想找回原来那个光鲜亮丽的自己。

宝宝，妈妈为了生下你受了很多苦，以后要听妈妈的话。

我知道了，爸爸。

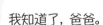

为啥新妈妈容易中招

新妈妈容易中招产后焦虑或者抑郁的原因是多方面的，分娩后体内激素水平的变化是导致产后抑郁的一个重要原因。在怀孕期间，女性的激素水平会发生变化，而在分娩后这些激素水平会急剧下降。这种激素水平的变化可能会对新妈妈的心理状态产生影响，导致抑郁情绪的出现。除此之外，还有多方面的因素相互交织，共同导致了产后抑郁的发生。以下是一些主要的原因：

产后失眠

产后妈妈各种疼痛加身，疼得难以入睡；如果夜里宝宝频繁哭，妈妈还需要随时起床给宝宝哺乳，得不到充分的休息。在妈妈身体很虚弱的时候，得不到充分的休息，久而久之，非常容易出现产后失眠的情况和情绪问题。

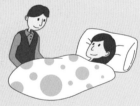

产后的第一个月，爸爸要让妈妈好好卧床休息，保证充足的睡眠才能更好地恢复。

如果妈妈分娩后过于逞强、过于操劳的话，会给她的身心带来很大创伤，这时候落下的疾病，可能会跟随妈妈很多年。

乳头破裂和乳腺炎

初产妈妈由于没有哺乳经验，特别容易出现乳头表面皮肤破裂的情况，多数妈妈都是一边忍着疼痛一边哺乳，不间断的哺乳对妈妈的身体和心理来说都是一种折磨。

分娩后两三天内，如果乳汁淤积在乳腺中会引起炎症——乳腺炎，疼痛和发热是主要症状。

乳头破裂的主要原因是宝宝含乳头太浅，再有就是爸爸别忘了提醒妈妈为乳头破裂部位涂抹天然油脂。

预防乳腺炎要做的是一定不要让乳汁淤积。乳汁分泌不畅的时候，爸爸要多为妈妈做按摩，动作要轻柔；发现乳房有硬块并伴疼痛时，要及时就医。

产后抑郁

产后抑郁的发生、发展都有一个过程，通常在产后 1 个月内出现，但也有可能在宝宝出生 6 个月后才出现，甚至 1 年后出现。这种不良情绪可能会持续几周、几个月。

对大多数妈妈来说，产后抑郁只是一时的症状。但有的妈妈会反复发作，持续 1~2 年，甚至需要去医院进行住院治疗。不过，这样的例子极少，而且接受治疗后通常可以康复。

各种疼痛

生宝宝的疼痛只有当了妈妈的女性才知道，很多爸爸以为生完了宝宝，妈妈就不疼了。事实并非如此，妈妈的产后疼痛五花八门，而且疼痛都是直击人心、深入骨髓的。

剖宫产后的按压子宫，哺乳期和抱宝宝的肩背痛、腕管炎、腱鞘炎、乳腺炎、膀胱炎、腰痛，顺产得产后痔疮的疼痛……

这些疼痛打击着新妈妈的自信心和自尊心，让新妈妈很容易走入情绪崩溃的状态。这时候爸爸需要理解自己的老婆，随时和医生沟通，想办法尽量让妈妈减轻疼痛，并让家里的"育儿团队"及时照顾妈妈，且不要忽略妈妈的负面情绪。

产后坏情绪

产后 24 小时内，新妈妈体内激素水平急剧下降，非常容易出现负面情绪，会感到心情压抑、沮丧，甚至出现焦虑、恐惧、易怒的情况，夜间这些情况会加重。妈妈可能会对身边的人充满敌意，与家人发生争执，出现关系不协调的情况。

如果新妈妈与家人在育儿观念上发生冲突，新爸爸作为中间人，一定不能什么都不管，什么话都不说。正确的做法是把大家都聚集在一起，一起讨论科学的育儿方法。并把新妈妈的产后变化告诉大家，让大家多多关注和照顾新妈妈的身体和情绪。

焦虑、抑郁，不是妈妈的错！

通常，当我们被不知道答案的事情所困扰时，会试图把责任或者错误推到某人或某事上。妈妈埋怨爸爸不作为，爸爸责怪妈妈太矫情，相互埋怨只会把家人越推越远。

新手爸妈要知道的是，产后焦虑、抑郁不是任何人的错误，而且产后焦虑或者抑郁是可以治愈的。

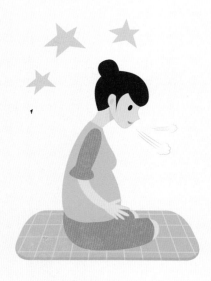

区分产后忧郁和产后抑郁

爸爸，如果你看到你的老婆生完宝宝后情绪低落，就开始六神无主，并马上认定她得了产后抑郁，这样是不对的，妈妈此时可能只是产后忧郁。

产后忧郁主要是由于产后激素急剧下降造成的，分娩带来的不适、自尊感受创，以及个人角色带来的压力等，让妈妈在产后开始忧郁。

产后忧郁的症状有：喜怒无常、易怒、哭闹、沮丧、不安全感、患得患失、间歇性焦虑、又疲惫又亢奋等。

最重要的是，如果处理得当，大多数妈妈的产后忧郁会在几天内到几周内恢复到正常状态。

帮助老婆走出产后坏情绪，要尽力保证她——

- ☑ 充足的睡眠。
- ☑ 吃好喝好。
- ☑ 不用担心家务没人做，有人帮她分担家务。
- ☑ 受到情绪保护，即使出现坏情绪也会被家人接纳。
- ☑ 时时得到家人尤其是爸爸的安慰。

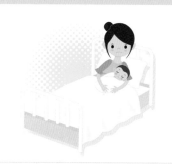

产后忧郁很常见，症状大多数会自行消退，不需要专业干预。经历过产后忧郁的女性非常多。有的症状很轻微，甚至未被察觉到就在短时间内结束了，据统计，这类人可占受抑郁影响新妈妈人数的 80%。但是，这里要划重点，如果妈妈抑郁的症状持续超过产后 2~3 周，就建议爸爸带妈妈进行医疗检查了。

这不是矫情

很多爸爸觉得妈妈得产后抑郁是矫情——以前怎么没听说过哪个妈妈得了产后抑郁？

很多爸爸还觉得，生第一胎的时候没抑郁，生第二胎不是应该更轻松吗，怎么会抑郁呢！很多婆婆也觉得每天好吃好喝伺候她，还跟我甩脸色、发脾气，真是上天了，不能惯着！爸爸一定要知道，以上的"觉得"都是错的，产后抑郁对妈妈来说就像一场仿佛醒不过来的噩梦。

很多产后抑郁的妈妈在康复后回忆那段经历，会说："那段日子过得浑浑噩噩，像一场走不出来的噩梦——在情绪、身体和心理层面上。那时候并不知道是自己生病了，开始会怪激素水平下降，然后归罪于严重的睡眠缺乏，再后来觉得是孩子太麻烦、老公又不帮忙，后悔生下这个孩子，最后觉得自己才是罪魁祸首。因为别的妈妈没有像我这样灰暗，别的妈妈都能胜任一个好妈妈的角色，只有我不能，是我的失败，我开始焦虑，开始自责，开始伤害自己和家人……"

抑郁情绪对身体的危害

焦虑、抑郁的情绪会导致人体肾上腺激素和肾上腺皮质激素分泌增加，降低免疫系统的功能，从而使新妈妈更容易患病，比如头痛、溃疡病、哮喘等。因此，爸爸在看到老婆情绪焦虑、抑郁时，需要给予充分的理解，千万不要等到诱发其他的躯体疾病时，再追悔莫及。

缺少情感支持、角色转换太突然、激素变化等均可能导致老婆产后抑郁，这绝不是矫情。

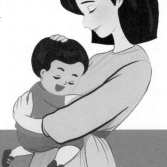

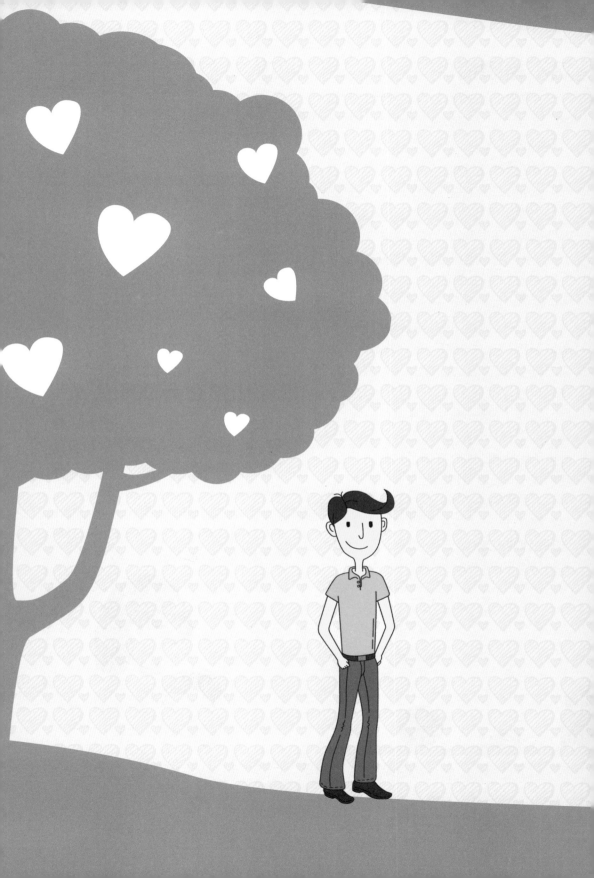

第二章
火眼金睛，识别产后抑郁

新爸爸，要注意啦！产后忧郁或者抑郁不仅是新妈妈一个人的事情，也是你需要关心的。轻松点说，这就像是产后的一场"情绪小雨"，你需要及时发现并为老婆送上"雨伞"和温暖的关怀。作为家人，请多多陪伴、倾听和支持新妈妈，让新妈妈早日重拾笑容，家庭也会更加和谐美满哦！

观察老婆的"晴雨表"：情绪变化早知道

产后新妈妈容易出现情绪问题，可能包括焦虑、失落、愤怒、忧郁等。当新妈妈有情绪问题时，新爸爸可能会因为忙于照顾孩子和应对其他生活压力而忽视。然而，新爸爸的关注和支持对于新妈妈的情绪恢复至关重要。以下是一些建议，帮助新爸爸更好地关注和处理产后新妈妈的情绪问题。

学会观察情绪变化

新妈妈是否经常心情低落、悲伤或焦虑？她是否容易发脾气或哭泣？这些都可能是情绪问题的表现。

着重注意行为变化

新妈妈是否有失眠、食欲改变、注意力难以集中等问题？她是否对日常活动失去兴趣，或者感到无法应对日常家务？这些行为变化也可能与情绪问题有关。

注意身体症状

情绪问题可能伴随一些身体症状，比如头痛、胃痛、肌肉疼痛等，这些症状可能与焦虑、忧郁或抑郁有关。

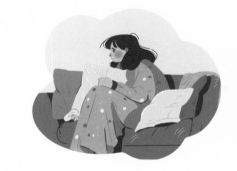

新爸爸在新妈妈的情绪恢复过程中扮演着重要的角色。通过主动询问、学习相关知识、分担育儿责任、创造温馨环境和鼓励产后新妈妈寻求专业帮助，新爸爸可以更好地支持、帮助她度过这个特殊的时期。

爸爸的细心、支持与鼓励，是产后新妈妈战胜抑郁的坚强后盾。

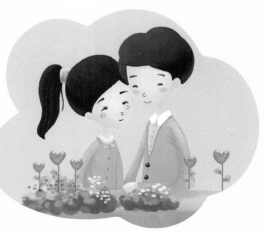

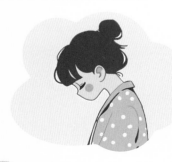

倾听心声：要经常和老婆沟通

当新妈妈出现产后情绪问题时，爸爸的倾听和沟通是非常重要的。那么，如何倾听和沟通是爸爸必须了解的。

不要忽视老婆的需要

不要因为你的老婆说"一切都很好"就忽视她的需求。很多妈妈在生宝宝之前非常追求完美，在意外界对她的看法，那么她很可能在产后通过一些表现，呈现出一切都很好的表象，尤其是对外界。

对她来说，表面上"看起来很好"是非常重要的，但这绝不能减少她与自己糟糕的感觉进行持续斗争的痛苦。

爸爸，不要让老婆的表象欺骗你，以为她不需要帮助和支持，要经常和她沟通，多关注她的想法。并时常告诉她，你很关注她，理解她的感受，即使她没有告诉你。

选对倾听和沟通方式很重要

在老婆经历产后抑郁的艰难时刻，作为老公，学会倾听和沟通是非常重要的。经常和她沟通，是一种帮老婆走出抑郁困境的重要方式。

在倾听和沟通时，一定要注意听的是新妈妈的心声，而不是言语，同时也要用温柔、和缓的话语安抚她的心灵，表示自己是能够理解和感受到她的痛苦的，也非常愿意和她一起寻找解决的方法。切记不要"好心办坏事"，明明是关心、着急老婆，却用严厉的语言表达。此时的妈妈内心敏感脆弱，对说话人的语气格外的敏感。

提供积极的建议和鼓励

有的妈妈生完宝宝后会变得比以前更强势，但是在爸爸与新妈妈沟通后，新妈妈却显露出痛苦的情绪，甚至会无助地哭泣。这意味着她的痛苦可能比你意识到的更严重。如果妈妈是这样的情况，爸爸一定多留意，多和她沟通，对她表示关心和理解，为她提供轻松的生活氛围，在育儿方面为她提供实际的帮助。

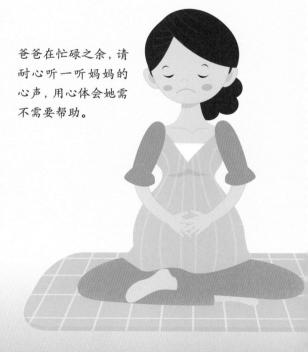

爸爸在忙碌之余，请耐心听一听妈妈的心声，用心体会她需不需要帮助。

破解密码：那些可能被忽略的信号

有些爸爸认为产后抑郁问题的根源一定出在产后，其实不然，那些在孕期、生产过程中的问题，以及婆媳长久积累的矛盾，甚至老婆糟糕的童年经历，都可能是导致产后抑郁发生的原因。这些容易被忽视的信号，爸爸一定要重视起来。

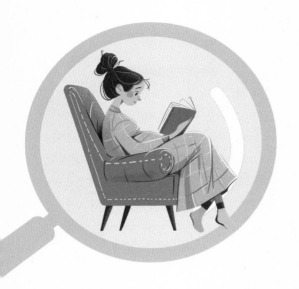

孕期放大镜

爸爸在产前护理时，要密切观察老婆的情绪变化征兆。如果老婆在怀孕期间就表现出了情绪低落、紧张、焦虑、抑郁的状态，千万不能任其发展，否则她遇到产后情绪问题的概率会高很多。

面对过流产的危险

如果你的老婆曾面对过流产的风险或者经历过流产，这样的经历会让她在孕期非常害怕失去腹中的宝宝，这种恐惧剥夺了怀孕的乐趣，会让你的老婆极度焦虑和不安。如果爸爸没有及时帮助她排解焦虑和不安，那么这些情绪可能会被带到产后，增加患产后抑郁的风险。

你的老婆有糟糕的童年吗

研究发现，很多产后抑郁的妈妈有很大概率经历过糟糕的童年。经历过原生家庭创伤的妈妈，在宝宝出生后，宝宝成了家里人关注的焦点。敏感的新妈妈很快会觉得大家对自己的爱少了很多。童年的那种孤独、焦虑、缺失感席卷而来，新妈妈这时候可能会心情低落，心理压力增大，进而加重产后忧郁，甚至发展成产后抑郁症。

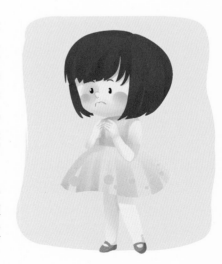

如果这个阶段，新妈妈不能做好自我调节，那么爸爸可以试着让新妈妈加入产后妈妈互助团体，鼓励她与有相似经历的人交流，以此获得情感上的支持和理解。

并没有做好当妈妈的准备

老婆可能在怀孕时一直忙于工作，没有时间或者没有特别关注产后需要注意的内容，宝宝到来的那一刻，一切都变得手忙脚乱了起来。得产后抑郁的妈妈有一半以上都缺乏照顾宝宝的经验，越着急、越内疚就越可能焦虑。因此，准妈妈在孕期时，准爸爸可以做一些准备。

带准妈妈定期去产检。

为准妈妈补充充足的营养。

准爸爸要关注准妈妈的情绪变化，提供情感支持和安慰；帮助准妈妈调整心态，保持积极乐观的情绪。

准爸爸需要了解分娩的过程和可能的情况，帮助准妈妈制订分娩计划，包括选择合适的分娩方式、准备分娩用品等。同时，准爸爸也要了解产后护理和新生儿护理的知识，为即将到来的有宝宝的家庭生活做好准备。

高知妈妈也需多注意

如果你的老婆学历高、工作好，她可能更愿意采用新观念育儿，与婆婆的育儿经验相悖，常常陷入两难中。

过多的思考、用脑过度、亲情与理智的交战，导致身体本就难受的新妈妈更容易产后抑郁，所以这些矛盾都需要爸爸提前想到。

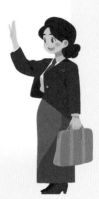

准爸爸在孕期为孕妈妈和肚里的宝宝读一读胎教故事，增进彼此之间的交流，也能有效预防产后抑郁。

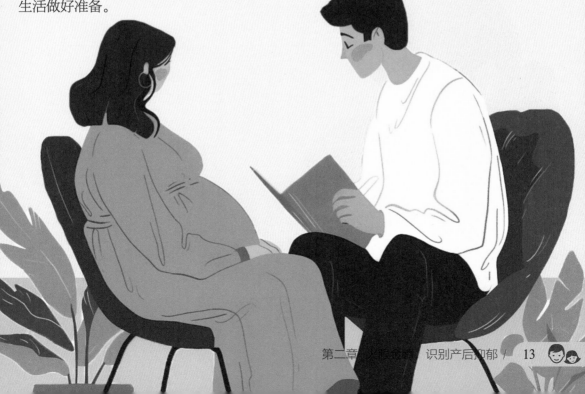

产程变化多

分娩的过程对于准妈妈来说，是一种激烈的应激反应，会导致她产生不同程度的焦虑、抑郁，甚至恐惧，这和产后抑郁的发生也有密切关系。另外，不同的分娩方式——顺产、剖宫产、顺转剖等，对于准妈妈患产后抑郁的风险也是不同的。

毋庸置疑，生宝宝是一件身心受创的事。同时，劳累、失眠、焦虑等情绪和棘手的家庭关系叠加到一起，会增加产后抑郁的风险，而受创程度越高，越会大幅增加抑郁的风险。

分娩过程越痛苦，越增加抑郁风险

据统计，接受紧急剖宫产，也就是顺转剖的妈妈比借助仪器进行阴道分娩的妈妈更容易患产后抑郁。

自然分娩比较顺利的妈妈患产后抑郁的可能性最低。

早产也会增加产后抑郁的风险。

准妈妈担心分娩是否顺利、对分娩疼痛的恐惧，以及分娩疼痛、剖宫产术后疼痛等，会让准妈妈身心产生剧烈的应激反应。此时，爸爸需要细心观察新妈妈的情绪变化，对新妈妈要多加关怀、理解、包容和开导，使她能够树立起信心，体会到做母亲的幸福感。

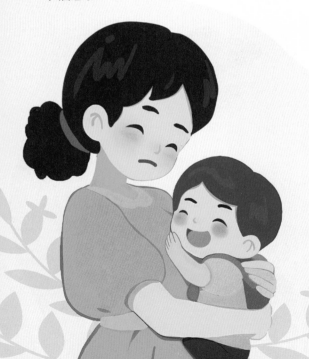

这样的妈妈更需要关注

性格内向，容易自卑。

完美主义者。

自尊心特别强。

敏感多疑，多思多虑。

情绪波动较大。

平时和婆婆关系不好。

宝宝比较难带，早产或有其他健康问题。

顺转剖的妈妈

顺转剖，顾名思义，就是先顺产，因各种原因生不下来，又转为剖宫产。也就是说，顺产的疼和剖宫产的苦，妈妈都经历了。

顺转剖是公认的较受罪的生产方式，很多新妈妈有心理阴影，因此也更容易患产后抑郁。所以爸爸要理解这种生产方式的痛苦，给老婆更多关注和爱护。

借助仪器的顺产

在顺产过程中可能出现一些"特殊情况"，需要助产人员使用特殊助产工具或进行助产手术等，比如，使用产钳、胎头吸引器等。

另外，有时为了让宝宝顺利娩出，会使用会阴侧部切开手术，也就是"侧切"。侧切相对撕裂来说，因为伤口是整齐的，经过缝合更容易恢复。

还有产程较长、产后出血等情况，都会让妈妈更受罪，增加妈妈患产后抑郁的风险。因此，爸爸要提前和医生多沟通了解。

无论老婆选择哪种生产方式，爸爸的关心都非常重要和必要。

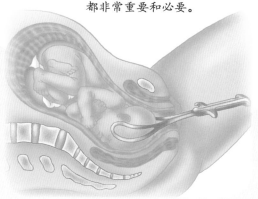

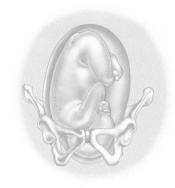

比较顺利的顺产

虽然顺产对女性来说算是顺利的生产方式，可是宫缩的疼痛依然让女性"生不如死"。所以，即使老婆是很顺利的顺产，爸爸也不能忽视她的感受。

分娩是一个既考验女性生理韧性，又考验心理韧性的过程。对于许多女性来说，这是一个非常私人和敏感的时刻。除了分娩的痛苦，还有一个方面要着重注意，就是很多新妈妈说过的，生产过程中尊严的丧失，或受到不尊重的对待，这些都可能对新妈妈的情绪产生负面影响。

尊严感的丧失可能来自多个方面，比如，医护人员的态度、分娩环境的不舒适、个人隐私的泄露等。这些经历可能让新妈妈感到无助、愤怒、羞耻和沮丧，从而增加焦虑、抑郁的风险。爸爸这个时候要告诉新妈妈，生产的过程中有很多经历是无法避免的，爸爸会通过陪伴、沟通和理解等方式帮助新妈妈渡过这个难关。

如果这个情况在沟通后并没有好转，就需要进行有效的心理治疗，帮助新妈妈缓解情绪压力，重建自信和尊严感，从而更好地适应新生活的挑战。

婆媳矛盾背后的秘密

很多爸爸遇到老婆和自己的妈妈产生矛盾，就会认定是老婆的错，是老婆矫情，是老婆在耍脾气，还有很多爸爸根本不听解释就数落自己的老婆。发生这种情况的时候，爸爸应该起到协调作用，特别是在老婆坐月子这个特殊的时期。

中国式婆媳矛盾

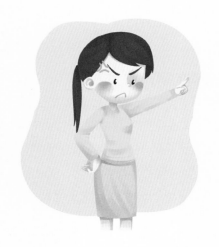

中国婆婆通常在儿媳生孩子、坐月子这件事上参与度很高，是主要的支持资源，但结果很难让所有人满意。照顾儿媳和孙辈是强度很大的工作，不但需要体力，还需要专业知识和学习能力，很多婆婆与儿媳观念不同，在坐月子期间很有可能发生冲突。

与长辈沟通不顺利，在新妈妈生完宝宝这个特殊的时期，可能会让新妈妈因为情感受挫而更加痛苦。

还有很多新妈妈因为生了女儿而受到指责和为难，或家人以男人不宜进月子房等封建的理由阻止爸爸照顾老婆和孩子……遭遇这种境遇的新妈妈，生活中缺乏有力支持，危机四伏，非常容易产后抑郁。

容易惹怒新妈妈的几句话

- ✖ 宝宝哭了，是不是奶不够吃饿的，都怪你整天不开心才没奶水的。
- ✖ 多喝点下奶汤，要不哪来的奶水。
- ✖ 快来看看，孩子是不是没有他爸小时候好看。
- ✖ 你又怎么了，别有事没事找气生。
- ✖ 哎呀，你听妈的就行了，哪来那么多话。
- ✖ 等身体好得差不多了，赶紧生二胎，多子多福。
- ✖ 我也生过孩子，也不像你这样啊？
- ✖ 你看，××家孩子胖乎乎的，我家宝贝怎么这么瘦，是不是你没喂好！

沟通很重要

通过沟通和支持，新妈妈会重拾信心，相信爸爸可以陪自己共同面对产后抑郁的挑战。

尊重妈妈的感受

家里人需要理解新妈妈在这个特殊时期的感受，尊重她的情绪变化，避免过度批评或指责。在沟通时，要注意语气和措辞，避免使用过于直接或尖锐的语言。

给予关心和支持

爸爸应该给予新妈妈足够的关心和支持，让她感到被重视和关爱。可以询问她的身体状况、饮食情况、宝宝的情况等，让她感受到来自家人的关注和支持。

避免过度干涉

虽然爸爸需要关心新妈妈的身体状况和宝宝的情况，但也要避免过度干涉。妈妈需要一些私人空间和时间来适应新的生活变化，家人应该尊重她的需求，不要过度打扰或干涉她。

建立良好的沟通渠道

爸爸需要建立良好的沟通渠道，保持与新妈妈的联系和沟通。出差时可以通过电话、信息、视频等方式，随时了解新妈妈的身体状况和宝宝的情况，让她感到家人的支持和关心。

当然，面对面的沟通同样重要，当爸爸在家时，需要经常和妈妈聊聊天，听听妈妈的心声，了解妈妈的实际情况，这样会让妈妈心里温暖，感到被关爱，心情自然不会太差。

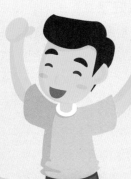

老婆，累的时候就跟我说，老公我来做。

亲爱的，你真的很坚强、很棒。

亲爱的老婆，你辛苦了。

咱妈还是相信上一代的经验，我去和她说，老婆，咱就按你说的科学育儿方式来照顾宝宝。

老婆，今天有什么想吃的吗？

别被误导：了解产后情绪变化的误区

有些关于新妈妈产后情绪问题的理解是不正确的，爸爸一定要注意哦！爸爸应该正确看待产后新妈妈的情绪变化，避免陷入以下误区。

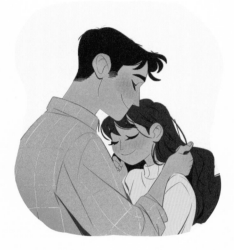

忽视情绪问题的严重性

有些爸爸认为任何人都有情绪不好的时候，老婆一时情绪不好也没什么，没有发现、意识到事情的严重性。

产后忧郁、抑郁是我老婆的幻觉

产后忧郁、焦虑或者抑郁，这不是你的老婆编造的，也不是因为你的老婆是个坏妈妈，或者不够爱她的孩子。她自己是真的无法振作起来，但是如果你去帮助她，陪伴她，带她去看医生，她会慢慢好的。

老一辈人没有产后抑郁，现代人就是矫情

这种观点忽视了不同时代和社会背景下妈妈所面临的压力和挑战的差异。现代妈妈可能面临更多的职业压力、家庭责任和社会期望，这增加了患产后抑郁的风险。

产后抑郁不用怕，慢慢她就好了

追踪调查发现，在未得到帮助与治疗的患产后抑郁的妈妈群体中，在生下宝宝到孩子进入幼儿园这几年时间里，大部分人的抑郁状态几乎没有改善，甚至可能随着宝宝的长大，病情越发严重。

产后抑郁不能吃药，多睡觉就行

虽然好的睡眠对于缓解产后抑郁有一定的帮助，但并不能完全解决问题。对于严重的产后抑郁，药物治疗是必要的。在医生的指导下，合理使用药物可以帮助缓解症状，提高生活质量。同时，结合心理治疗和生活方式的调整，可以更全面地改善产后抑郁。

把情绪问题当成洪水猛兽

爸爸不要自己吓自己，任何人都可能发生情绪问题，何况是经历了生产的妈妈呢。爸爸需要以平常心看待老婆的情绪问题。

我老婆抑郁了，无法正常工作

很多爸爸觉得自己老婆抑郁了，就得在家休养，不能上班，上班容易出错。

记住，她只是情绪出现了问题，而不是智力。回归职场能帮助她恢复人际关系，完成工作的成就感还能帮她重建自尊和自信，对缓解抑郁情绪很有帮助。

我老婆得产后抑郁了，她真的"疯了"

只有极少数的新妈妈会患上一种精神类的疾病——产后精神病，主要表现是兴奋、健谈、亢奋、躁狂、思维障碍、出现幻觉，等等，这种是需要住院治疗的。

其他产后抑郁的症状大多只是情绪障碍，不是爸爸们说的"疯了"。爸爸不要自己吓自己，积极带妈妈出门散步，晒晒太阳，对缓解抑郁情绪是很有益的。

产后抑郁情绪等同于产后抑郁症

实际上，产后心绪不良或产后抑郁情绪是新妈妈在产后 2 周内出现的不稳定情绪变化，如莫名的哭泣、担忧、不快乐、疲惫的感觉。这些情绪通常比较轻微，且能在短期内自行缓解，不会影响照顾自己和宝宝。

产后抑郁症则是一种更为严重的情绪障碍，症状持续时间超过 2 周，不能自行缓解，并且可能影响到老婆的日常生活和照顾宝宝的能力。

我的老婆不应该负责婴儿的护理

除了特别严重的产后精神病，爸爸应该让老婆在不劳累的情况下，多接触、照料宝宝，分散老婆的注意力，让她不要总沉浸在痛苦中。

药物治疗对母乳的影响

大多数抗抑郁药被认为是安全的。遵循医生的指导，在母乳喂养期间服用抗抑郁药对婴儿造成副作用的风险比较小，具体操作请听从医生的指导。

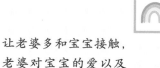
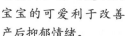

让老婆多和宝宝接触，老婆对宝宝的爱以及宝宝的可爱利于改善产后抑郁情绪。

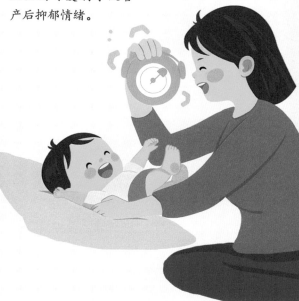

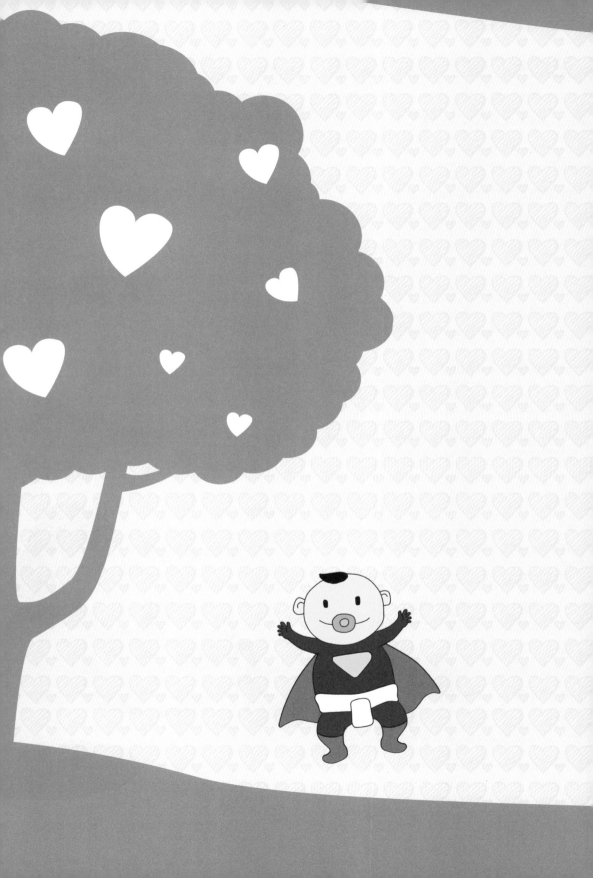

第三章
家里多了个"小祖宗"，
大家要分配好任务

　　老婆刚生完宝宝，家人在欢呼雀跃之后发现，有了这个"小祖宗"，家里再也没有安静的时候了，每个人都在为他的吃喝拉撒睡操心。新妈妈不分昼夜地照顾宝宝，还要忙活其他家务。爸爸面对哇哇大哭的小宝宝手足无措，面对老婆产后情绪爆发一筹莫展。这种混乱和忙碌让人应接不暇，而这也是新妈妈产后情绪问题最容易被忽略的时候……

共同育儿：分担责任，让老婆感到轻松

一般情况下，在 10 位患有产后抑郁的新妈妈中，会有 5 位妈妈不擅长照顾宝宝，有 4 位妈妈遇到喂养困难。可如果想要新妈妈不孤军奋战，婆婆就要来帮忙，育儿观念摩擦，婆媳关系不和谐，会让本身就很敏感的新妈妈更容易焦虑……

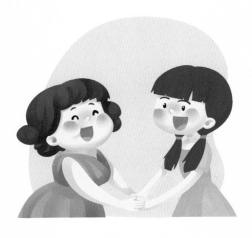

请月嫂帮忙

如果爸爸想让老婆得到专业的产后照顾，不想让长辈受累，那么就给老婆和宝宝找一个专业的月嫂或者把老婆送到专业的产后月子中心吧。身边有一位或者多位经验丰富、有专业护理知识的，像妈妈一般的人在身边，将会令新妈妈的月子变得轻松、省心很多。

有一位得过产后抑郁症的妈妈说："我知道自己的情绪生病了之后，我和孩子爸爸雇了一位阿姨专门来料理家务和照顾孩子，这个人后来成了我的好朋友，我当时获得的非常多的帮助和精神支持都来自阿姨，她在我整个抑郁期间都非常理解我和支持我。如果没有她，我不觉得自己能够活下来。"

新时期育儿组合

自己妈妈、岳母照顾新妈妈的生活，在宝宝的养育方面容易出现矛盾，不仅累了老人们，也可能会影响新妈妈的心情。与其忍气吞声、迁就彼此，还不如不让这样的局面发生，提前请一位专业的月嫂来照顾，形成月嫂、妈妈和爸爸的完美组合。

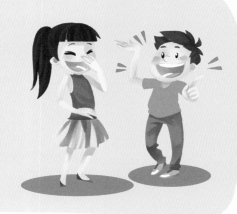

如何选择好月嫂

请一位好的月嫂，不但对新妈妈和宝宝帮助大，而且家里出现矛盾时，这位月嫂还能作为"中间人"帮忙缓和矛盾，给出解决方案。月嫂这么重要，选择的时候一定要精心挑选、认真掂量。

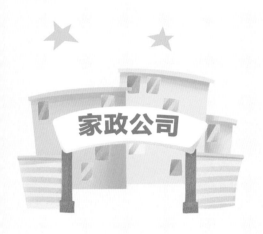

选择正规家政公司

正规家政公司会有一套严格的审查程序，每一位月嫂都有自己的档案，其中包括身份证、健康证、上岗资格证等证件。在选择月嫂时必须检查这些证件。

正规的家政公司会要求应聘者进行全面的身体检查，包括乙肝两对半、肝功能、胸部 X 射线检查、妇科检查等项目，合格者才可以做月嫂。

不要忽视面试的环节

月嫂面试有点像相亲，让月嫂和自己的老婆"合眼缘"很重要，但是爸爸一定要知道，除了"合眼缘"，也就是月嫂的性格、为人处世让老婆感到舒服外，月嫂的专业知识和经验才是更为重要的。所以，以下问题爸爸一定要问问月嫂。

面试月嫂问题一览表

1. 我可以带您去医院检查一下吗？
2. 新妈妈出院后如果没有母乳怎么办？
3. 宝宝吃完奶，总是哭，不睡觉是怎么回事？
4. 请问新生儿有哪些早期智力开发的内容？
5. 在家里需要用哪些工具给伤口消毒(顺产、剖宫产)？
6. 怎样给宝宝做脐部护理？
7. 宝宝为什么会吐奶，吐奶该如何处理？
8. 怎么护理新生儿的囟门、湿疹？
9. 和新妈妈的育儿观念有分歧怎么办？

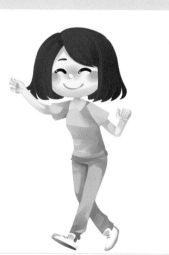

爸爸照顾老婆坐月子

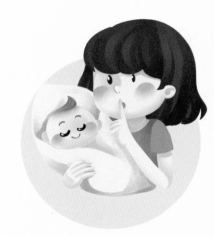

有的爸爸可能觉得，伺候月子是岳母和自己妈妈的事，爸爸只管在外面打拼，为宝宝赚奶粉钱就行了。然而，对于新妈妈来说，爸爸的陪伴和呵护才是不可或缺的。爸爸是妈妈最亲密的人，他了解新妈妈的脾气，能够快速觉察新妈妈情绪的变化，也懂得如何哄新妈妈开心。而且，爸爸一般能够接受新观念。

由爸爸伺候月子能使新妈妈的月子生活更惬意，能够降低新妈妈得产后抑郁的风险，避免婆媳间发生摩擦。不过这样做的前提是爸爸有时间、有精力，并且了解如何科学地陪老婆坐月子。

两步帮助妈妈开心育儿

当新手爸妈看到宝宝不知所措时，可以按照以下步骤试一试，或许能够让夫妻感情更好，妈妈也能更开心。

明确分工：年轻的爸爸虽然可以请家里的长辈或请月嫂帮忙带宝宝，但还是不要做"甩手掌柜"，此时的爸爸可以给宝宝换纸尿裤、哄睡等，或者明确提出自己帮忙做什么事，让妈妈觉得有依靠，心里也会更舒服些。

多沟通、交流：心平气和的沟通、交流是消除摩擦和冲突的好方法，爸爸和妈妈、妈妈和婆婆，或者小辈和长辈之间的摩擦，都可以通过沟通的方式解决。而且这些矛盾千万不要回避，矛盾积攒多的话，只会更加难以解决。

老婆跟自己的妈妈在一起一般不会压抑自己的情绪，也会更愿意表达自己内心真实的想法。

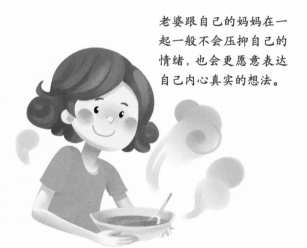

尽量让岳母伺候月子

如果爸爸工作比较忙，又没有请月嫂的打算，那么最好请岳母前来照顾，避免婆婆伺候月子而产生婆媳矛盾，诱发老婆产后抑郁。

由岳母来亲自伺候月子，新妈妈的坏情绪不会压抑、积累，而岳母也了解女儿的喜好，即使新妈妈莫名哭泣、发脾气，自己的母亲也不会计较。

选择好的月子中心

条件允许的话，去月子中心也是一个不错的选择。选择月子中心需要考虑多个方面，以下是一些建议。

地理位置和环境设施

选择离家近的月子中心，这样方便家人探望和照顾。同时，考虑月子中心的环境是否优美，设施是否齐全，房间是否舒适、拥有良好的采光和隔音效果，以及是否提供独立的空调系统、电视、冰箱、洗衣机等必要的硬件设施。

专业团队和服务质量

查看月子中心的专业团队是否具备相应的资质和经验，了解月子中心的服务质量，包括护理、餐食、产后康复等方面，是否能够满足个人需求。

价格和性价比

考虑月子中心的价格是否合理，结合自己的经济情况和需求选择性价比高的月子中心。

餐食质量

了解月子中心是否提供独立厨房制作的新鲜食物，是否能根据产妇体质提供个性化的餐食，以及是否有营养师进行饮食指导。

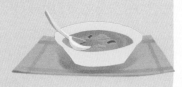

口碑和评价

查看月子中心的口碑和评价，了解其他客户对月子中心的评价和反馈，以便更好地了解月子中心的服务质量。

月子中心

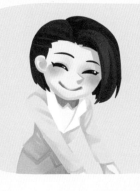

总之，选择好的月子中心需要综合考虑多个方面的因素。除上述条件外，月子中心是否具备完善的安全管理制度和应急处理措施，比如，婴儿急救设备是否完备、逃生通道是否通畅等，婴儿床的安全、婴儿用品的消毒处理等也需要关注。建议在决定前进行实地考察和比较，选择更适合老婆的月子中心。

新手爸爸：从"甩手掌柜"到"超级奶爸"

研究显示，新妈妈走不出产后坏情绪的很大一部分原因是她对自己身份的转变没有做好心理准备。新妈妈缺乏照顾新生儿的经验，而这个时候，爸爸的作用就体现出来了，如果爸爸能很好地照顾新生儿和老婆的情绪，那么一切困难都迎刃而解了。

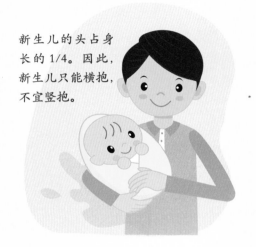

新生儿的头占身长的1/4。因此，新生儿只能横抱，不宜竖抱。

这样抱新生儿

宝宝仰卧在床，爸爸可以把一只手轻轻放在其背部及臀部的下面，另一只手在另一面轻轻放于宝宝头下。这样，两只手同时用力，慢慢地抱起宝宝，使其身体有傍靠，头不会往后下垂。抱起后，把头小心地转放到肘弯或肩膀上，使头部有依靠。

同时，不要久抱新生儿，因为这种做法违背了婴儿生长发育的自然规律，对新生儿的危害很大。除了喂奶、拍嗝等情况外，不要过多抱宝宝。

抱宝宝前，先洗手

爸爸在抱宝宝之前，一定要记得把手洗干净，以免细菌、病毒等侵害脆弱的宝宝。以下为洗手七步法。

1. 淋湿双手，挤上洗手液，再滴水在手上，掌心相对，手指并拢相互搓擦。

2. 掌心相对，双手沿着指缝相互搓擦。

3. 一只手握另一只手大拇指旋转搓擦，交换进行。

4. 弯曲各手指关节，双手相扣进行搓擦。

5. 手心对手背沿指缝相互搓擦，交换进行。

6. 一手指尖在另一掌心旋转搓擦，交换进行。

7. 一手握另一只手腕部旋转搓擦，交换进行，并将手上的洗手液冲洗干净。

给宝宝脱纸尿裤

1. 解开纸尿裤的两侧。
2. 用婴儿湿巾把宝宝屁屁擦干净。
3. 卷起纸尿裤，抽出来扔掉。

给宝宝穿纸尿裤

1. 铺开纸尿裤，放到宝宝小屁屁下面。
2. 将纸尿裤提到两腿间撑平，注意不要揉在一起。
3. 合上两侧，把纸尿裤两侧的胶带粘上。注意不要系得太紧。

拒绝过多探视

刚出生的宝宝免疫力低，亲戚朋友从外面进来，手上、外衣上带着外面的凉气、灰尘，还可能有细菌，很容易让宝宝生病。

新妈妈月子里本来就累，房间里亲人来来往往会让新妈妈感觉更累，而且还容易使虚弱的身体感染细菌、病毒。

所以，为了妈妈和宝宝的健康，爸爸应婉拒亲戚朋友的探视，等宝宝满月后再接受别人的探望也不迟。

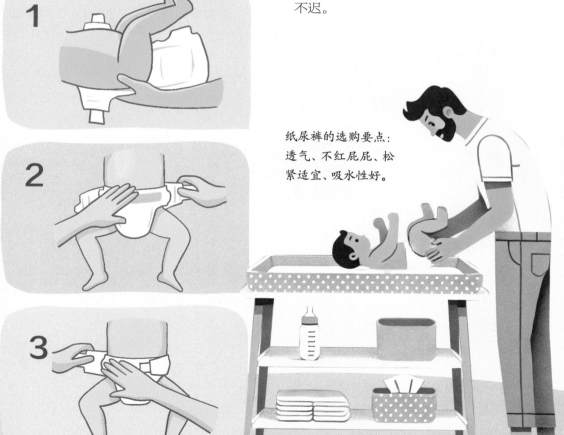

纸尿裤的选购要点：透气、不红屁屁、松紧适宜、吸水性好。

新手爸爸必备技能

新手爸爸必备的两项技能有冲泡奶粉和拍嗝，赶紧来学一学吧。

冲泡奶粉

很多新妈妈因为各种原因无法母乳喂养，或者新妈妈奶水不够，这时候就需要给宝宝补充配方奶粉了。

爸爸一定要告诉妈妈，喝奶粉的宝宝也一样聪明又强壮，减轻她的心理负担。而且爸爸需要学会如何冲泡奶粉，以便更好地照顾宝宝，让妈妈更好地休息。

冲泡奶粉需要注意一些细节，奶瓶和奶嘴需要定期清洗和消毒，以防止细菌滋生。爸爸需要根据宝宝的食欲和消化情况来调整奶粉的量和浓度，一般的配方奶粉罐上都会有用量和冲泡说明。冲泡奶粉也需要掌握一些方法和步骤，爸爸赶快学起来吧。

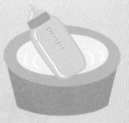

1. 奶瓶先消毒。宝宝所有的奶具，都应及时用沸水清洗、消毒，不要用洗洁精等洗涤剂，而且消完毒后一定要烘干或擦干。

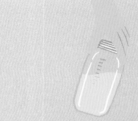

3. 爸爸需要轻轻摇晃奶瓶或用双手水平方向来回搓揉，直至奶粉完全溶解，避免上下摇晃，以防产生过多气泡，导致宝宝胀气。

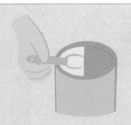

2. 每次舀奶粉宜用奶粉自带的勺子，按照说明书和宝宝月龄舀奶粉，加入适量的水中，这样才能冲调出浓度适宜的奶。一定要记住，先放水，再放奶粉。

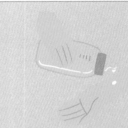

4. 倒两滴奶在手腕内侧，如果是温温的感觉，表明温度适宜，可以喂宝宝吃了。

拍嗝

有些宝宝吃饱了会哭闹, 这是因为宝宝吃奶后, 体内有胀气, 不排出来很不舒服。爸爸在老婆喂完宝宝后, 可以抱起宝宝, 轻拍宝宝的背部, 让他舒舒服服地打个嗝。这就是宝宝吃饱后, 爸爸一定要做的事——拍嗝。

这里介绍 3 种常见的拍嗝方式(见右侧), 爸爸可以选择一个最适合自己宝宝的。

拍嗝的目的是帮助宝宝排出吃奶时吸入的空气, 减少溢奶、呛奶和不适。

注意力度要适中, 既不能太轻, 也不能太重。

要观察宝宝的反应, 如果宝宝表现出不适, 应立即停止拍嗝。

总的来说, 冲泡奶粉和拍嗝是新手爸妈必须要掌握的实用技能。只有掌握了正确的技巧和注意事项, 才能够让宝宝获得充足的营养和舒适的体验, 宝宝不哭闹, 妈妈更省心。

姿势不需要一成不变

如果通过竖抱的方式尝试了多次拍嗝, 但宝宝仍然不适, 可以尝试调整姿势, 比如, 将宝宝放在膝盖上, 头部稍微向下倾斜, 再进行拍嗝。姿势可以调整, 不需要一成不变。

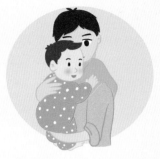

1. 竖抱拍嗝: 让宝宝趴在爸爸的肩膀上, 最好让头探出肩膀一点点, 一只手托住宝宝的小屁股, 另一只手轻轻拍打宝宝的后背, 直到宝宝打嗝为止。

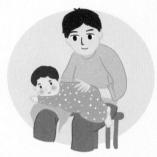

2. 半躺拍嗝: 让宝宝趴在爸爸的大腿上, 用一只手撑住宝宝, 另一只手轻拍宝宝背部。

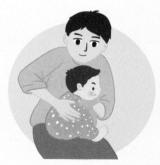

3. 坐怀拍嗝: 让宝宝坐在爸爸腿上, 爸爸的一只手托住宝宝的下巴或上半身, 撑住宝宝的身体, 另一只手轻轻拍打背部。

护理好宝宝

小宝宝娇嫩又脆弱，全方位护理好宝宝，是爸爸妈妈的责任和使命，宝宝的皮肤、鼻腔、眼睛、口腔、脐带等都需要精心的护理。那么，该如何护理好宝宝呢？爸爸赶快来学习学习吧。

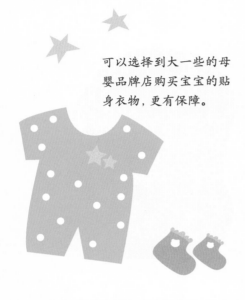

可以选择到大一些的母婴品牌店购买宝宝的贴身衣物，更有保障。

护理皮肤要点

宝宝皮肤娇嫩，需要精心呵护，爸爸需要学习护理宝宝的皮肤，让宝宝更干净和健康。皮肤是保护宝宝健康的有形防线，宝宝皮脂腺分泌旺盛、经常溢奶、大小便次数多、皮肤褶皱也多，皮肤上容易附着污垢。所以，需经常给宝宝清洁皮肤。

日常洗脸不要使用任何洗涤用品，仅用清水即可，避免化学物质刺激皮肤。

室温不宜过高，衣服不宜穿得过多，应给宝宝穿棉质、柔软、宽松的衣服。房间保持空气流通，清洁卫生。

宝宝皮肤娇嫩，因此在购买宝宝的护肤品时一定不能马虎，要看清产品的成分。沐浴用品选择弱酸性、无香精色素为佳。购买宝宝沐浴用品时注意使用期限。

如何护理宝宝皮肤褶皱部位

宝宝皮肤的褶皱、腋窝、腹股沟、臀缝、四肢关节屈面等处很容易滋生细菌，导致各种皮肤问题。

每天洗澡时，爸爸可将皮肤褶缝扒开，清洗干净，特别是皮肤褶缝深的宝宝。宝宝沐浴完擦干后，立即全身涂抹保湿霜，也可选择液体爽身粉。

每次大小便后，应及时洗净并更换纸尿裤，以保持皮肤干燥、清洁。

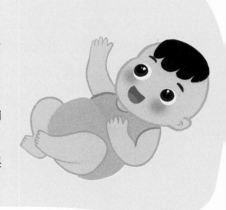

给宝宝洗澡

宝宝冬季每周应该洗 1~2 次澡，夏季每天洗 1~2 次澡。洗完后要将沐浴露清洗干净，特别注意擦干皮肤后，要给宝宝全身用婴儿护肤霜进行皮肤护理。

不便洗澡的日子里要每天给宝宝全身用婴儿专用护肤霜进行涂抹，使宝宝皮肤处于保湿状态（尤其对于患有湿疹的宝宝特别重要）。对于新手爸妈来说，给新生儿洗澡真是个大工程。但只要掌握给宝宝洗澡的要领，就一定能将宝宝洗得干净又舒服。

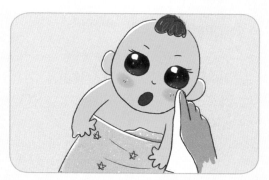

3. 清洗脸部。将宝宝卡在爸爸的腋下，用小毛巾蘸水，轻拭宝宝的脸颊，由内而外清洗，再由眉心向两侧轻擦前额。

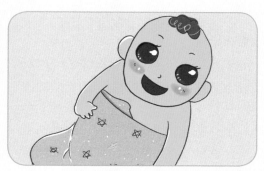

1. 给宝宝脱去衣服，用浴巾把宝宝包裹起来。

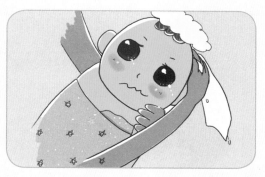

4. 清洗头部。先用水将宝宝的头发打湿，然后倒少量的婴儿洗发液在手心，搓出泡沫后，轻柔地在头上揉洗。

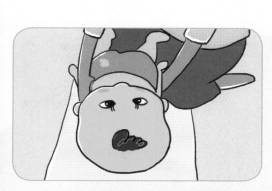

2. 让宝宝仰卧，爸爸用左肘部托住宝宝的屁股，右手托住宝宝的脖子。食指和中指分别按住宝宝的两只耳朵并贴到脸上，以防进水。

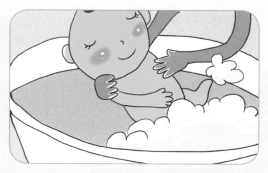

5. 洗净头后，再分别洗颈下、腋下、前胸、后背、双臂和手。

眼睛的护理

小宝宝的眼部分泌物较多，每天早晨需要用专用毛巾或消毒棉签蘸温水从眼内角向外轻轻擦拭，去除分泌物。擦另一只眼睛时，应换一支新棉签。

爸爸的手劲比较大，在擦拭时一定要注意控制力道，轻轻地擦，以免伤害宝宝眼周的娇嫩皮肤。

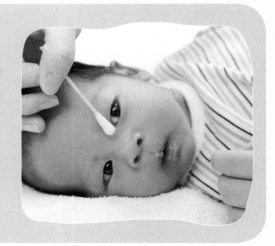

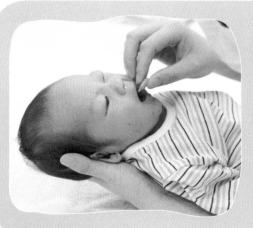

口腔的护理

新生儿的口腔黏膜又薄又嫩，如果发现宝宝口腔上颚中线两侧和齿龈边缘出现一些黄白色的小点，那是正常的生理现象，在宝宝出生后的数月内黄白色小点会逐渐脱落。爸爸可在哺乳后帮宝宝清理口腔，保持宝宝口腔清洁。

鼻腔、耳道的护理

宝宝的鼻腔黏膜很薄，不要随意抠挖他的鼻孔。一般情况下，宝宝的鼻孔都会很通畅，但在感冒时可能有分泌物堵塞鼻孔，这时就要帮助宝宝把分泌物清理出来。

爸爸千万要记住，不要轻易尝试给宝宝掏耳垢，因为这样容易伤到宝宝的耳膜，耳垢可以保护宝宝耳道免受细菌的侵害。

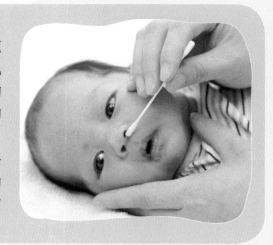

脐带的护理

宝宝出生后，医生会将脐带结扎，但是残留在其身体上的脐带残端，在未愈合脱落前，对宝宝来说十分重要，一定要护理好，以防止宝宝感染、生病等。

脐带未脱落前，要保持脐带及根部干燥，出院后不要用纱布或其他东西覆盖脐带。还要保证宝宝穿的衣服柔软、透气，肚脐处不要有硬物。每天用医用棉球或棉签蘸浓度为75%的酒精擦一两次。擦拭时沿一个方向轻擦脐带及根部皮肤进行消毒，注意不要来回擦。

脐带脱落后，如果脐窝部潮湿并有少许分泌物渗出，可用医用棉签蘸浓度为75%的酒精擦净，并在脐根部和周围皮肤上抹一抹。

新生儿大小便后，应及时更换尿布，避免尿液或粪便污染脐带。更换尿布时，动作要轻柔，避免拉扯到脐带。

需要注意的是，新生儿的脐带一般会在出生后的两周内自行脱落。如果超过这个时间脐带还没有脱落，或者爸爸发现任何异常情况，应及时就医，不要延误治疗。

总之，对于即将脱落的脐带，爸爸需要细心观察和护理，确保脐带部位的清洁和干燥，以减少感染和并发症的风险。如果有任何疑虑或异常情况，应及时就医咨询。

脐带护理注意事项包括：脐带脱落前注意防水，对肚脐上缘消毒，避免摩擦脐部，脐带不涂婴儿乳，不要自行去除脐带。

需要去医院检查的脐带问题

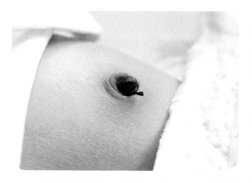

脐周发红：肚脐和四面皮肤变得很红，用手摸起来感觉皮肤发热，有可能是肚脐出现了感染。

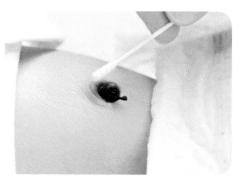

流水：脐带脱落后用酒精消毒，保持脐带卫生，但仍流水不止，就属异常现象，应及时就医。

与老一辈的观念冲突

宝宝的出生是一件大喜事，但宝宝的养育过程也容易成为老一辈与新妈妈闹矛盾的"导火线"，因为老一辈的"自有一套"与现在提倡的育儿观念有很多冲突的地方。新妈妈与老一辈育儿观念有冲突时，非常容易与婆婆或者自己的妈妈"硬碰硬"。其实，可以有更好的办法，婆婆那边的话，让老公去沟通，自己的妈妈这边可以直接晓之以理，动之以情，大家都是为了宝宝的健康着想，说开了，问题就容易解决了。

绑腿

家里的老人总喜欢给新生儿绑腿，新妈妈看着就心疼。其实，新生儿根本不需要绑腿，腿被绑了反而会限制宝宝的运动和自由，不利于宝宝骨骼的生长，而且宝宝会感觉极不舒服。腿直与不直与先天的遗传和后天的营养有关系，与绑不绑腿无关。

不能见光

新妈妈知道新生儿不能被强烈光线照射，否则会伤害宝宝娇嫩的眼睛，但这并不等于说新生儿不能见光。如果把宝宝的房间布置得很暗，几乎没有光线，这对新生儿的视觉发育很不利。其实，白天不用给宝宝房间挂上那种质地很厚、颜色很深的窗帘，如果光线特别强烈，可挂一层浅颜色的薄窗帘。

挤乳头

民间习俗认为，给女宝宝挤乳头，会避免其成年后乳头凹陷，这是非常错误的。因为挤捏新生儿乳头，不但不能纠正乳头凹陷，反而会引起新生儿乳腺炎。实际上，新生儿乳头凹陷不需要特别处理。

剃满月头

一些地方有这样的习俗，婴儿满月要剃个"满月头"，把胎毛甚至眉毛全部剃光。认为这样做，将来宝宝的头发、眉毛会长得又黑又密。

实际上，头发的好与坏与剃不剃胎毛并无关系，而是与宝宝的生长发育、营养状况及遗传等有关。此外，宝宝皮肤薄、嫩、抵抗力弱，剃刮容易损伤皮肤，引起皮肤感染。

捏鼻梁可以使鼻子变得更挺。

纸尿裤有损健康，用旧布做尿布或强行把屎把尿。

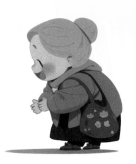

睡硬枕头

让新生儿睡硬枕头，这是过去育儿的习惯做法，认为这样能够睡出好头型，这同样是没有科学根据的。新生儿大部分时间都是躺着的。枕头过硬，会使新生儿头皮血管受压，导致头部血液循环不畅，而且在新生儿不断转动头部的同时，过硬的枕头，会把宝宝的头发蹭掉，形成"枕秃"。其实，从宝宝出生到3个月时，都不需要枕头。

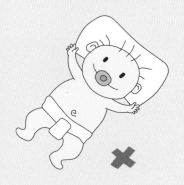

捂热

给新生儿包裹好多层，再盖一层被子是很多老一辈人的做法，他们觉得宝宝太小，比较怕冷。现实情况是新生宝宝大多数时间都待在室内，小宝宝的新陈代谢比较快，不用穿太多，这样有利于增强抵抗力。

一般宝宝比大人多穿一件衣服就可以了，如果怕他着凉，可以在里面加个背心或者小肚兜。纯棉开衫是新生儿的首选。

抱着宝宝睡

抱着宝宝睡觉，既会影响宝宝的睡眠质量，还会影响宝宝的新陈代谢。另外，抱着宝宝睡觉，大人也得不到充分的睡眠和休息。所以，宝宝睡觉时，要尽量避免被抱着睡。

新生儿常见疾病与不适

只是想到自己的宝宝会生病，都可能让新妈妈的快乐瞬间消失，甚至担心、焦虑、抑郁。所以，新爸爸要足够了解新生儿的常见疾病或者小毛病，关键时候可以做到紧急处理，并给予妈妈安慰。

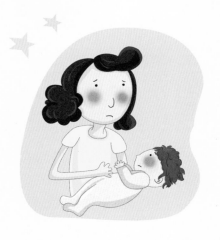

黄疸

很多新生儿会出现黄疸，分为生理性黄疸、母乳性黄疸和病理性黄疸。生理性黄疸、母乳性黄疸一般会自行消退，病理性黄疸需进行治疗。宝宝出现黄疸，新手爸妈不必过于惊慌，先判断清楚是哪种情况的黄疸，再对症治疗。

生理性黄疸：大部分足月儿在出生后2~3天会出现皮肤黄染，即"黄疸"，表现为颈部、面部、躯干、四肢轻度发黄，生理性黄疸会在2~3周内自行消退。

母乳性黄疸：宝宝在经过母乳喂养之后3~5天出现皮肤发黄的症状，但没有其他的不舒服，可以认为是母乳性黄疸，不必带着宝宝去医院治疗，母乳性黄疸不需要吃药。症状较轻时可以继续吃母乳，如果还伴有嗜睡、精神萎靡的症状应该暂停母乳，改喂配方奶粉。如果长时间不消退，应去医院就诊，听从医生的建议对症治疗。

病理性黄疸：持续时间长，黄疸程度较重，除了面部、躯干、四肢外，手掌和脚掌也都变黄。病理性黄疸时轻时重，黄疸消退后会重新出现。一旦出现以上情况，父母应及时带宝宝就医。

如何照顾黄疸宝宝

在黄疸不影响宝宝食欲的情况下，要保证宝宝摄入充足的奶，以促进宝宝多排便，加快新陈代谢，并多带宝宝晒太阳，有助于黄疸早日消退。

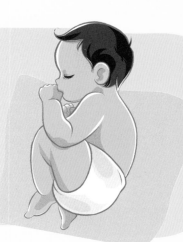

湿疹

湿疹又名奶癣，是一种常见的新生儿和婴幼儿炎症性皮肤病，在宝宝的脸、眉毛之间、耳后与颈下对称分布着斑点状红疹。通常会有刺痒感，常使宝宝哭闹不安，不好好吃奶和睡觉，影响健康。

引起湿疹的原因与遗传因素、过敏有关，或与宝宝皮肤过于干燥有关，需要尽量避免接触过敏原、保持家中环境干燥通风，及时清洁身体表面的皮脂、胎脂，让皮肤能够"呼吸"，同时涂抹一些适合宝宝的保湿霜。

通过饮食调养湿疹

如果宝宝对婴儿配方奶粉过敏继而引发湿疹，可改用其他代乳食品。

哺乳妈妈要少吃或暂不吃鲫鱼、鲜虾、螃蟹等诱发性食物；不吃刺激性食物，如蒜、葱、辣椒等，以免加剧宝宝的湿疹。

痱子

痱子是宝宝夏季常见的皮肤病。气温高、通风差、衣服过紧、皮肤清洁不及时等原因造成汗液蒸发不畅，导致汗孔堵塞，淤积在表皮汗管内的汗液使汗管内压力增加，在皮肤下出现许多针头大小的小水疱，就形成了痱子。

生痱子的处理方法

每天洗澡，水温 30℃左右，稍微用点力擦洗，把堵住汗腺的角质层轻轻搓掉，使汗液容易排出，但要掌握好力度，避免擦红皮肤。

开空调，温度22℃~26℃，以不出汗为宜。

生痱子后不建议使用痱子粉，因为痱子粉遇汗结块会堵住汗腺，反而加重痱子。

爸爸的耐心很重要

当宝宝不适时，非常需要爸爸的耐心和细心，观察记录症状、饮食、睡眠、情绪等情况。在观察宝宝症状的同时，及时采取措施缓解不适，并努力让宝宝保持良好的生活习惯和饮食结构。

宝宝心情愉快，利于增强免疫力，湿疹、痱子也不容易找上门了。赶快逗宝宝笑一笑吧。

新生儿肺炎

　　新生儿肺炎是新生儿时期严重的呼吸道疾病，预防新生儿肺炎，应尽可能处理干净新生儿口鼻腔分泌物。肺炎的病因很多，比较常见的是在宫内缺氧或者分娩不顺利导致的吸入性肺炎，还有一种是宝宝出院回家后接触了患有呼吸道疾病的探访者，所以在月子里应该尽量避免外人探访。

新生儿咳痰

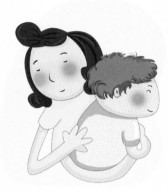

　　刚出生的宝宝没有清理呼吸道的能力，分泌物积留在咽喉部，出气呼噜呼噜的，好像喉咙中有很多痰。新手爸妈多以为是宝宝感冒了，但如果宝宝其他方面都正常，只是喉咙中有痰，不要紧的，这是正常的状态。如果分泌物过多，可以帮助清理一下，简便的办法是轻轻拍背。

怎样帮新生儿咳痰

　　帮助新生儿咳痰是非常重要的。通过有效的咳痰方法，可以促进痰液的排出，减轻呼吸道阻塞，改善新生儿的呼吸状况。这不仅可以提高新生儿的舒适度，还有助于预防呼吸道感染的进一步发展。

　　下面的方法，新手爸妈一定要学习哦！

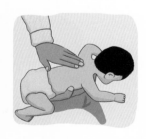

1. 轻轻抱起宝宝，用手掌稳固地托住宝宝，让宝宝横向俯卧在大腿上。

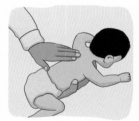

3. 拍背时注意力度和频率。感觉到宝宝背部有震动即可，频率不要过慢，排痰效果会不好。

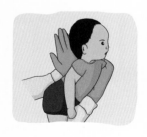

2. 用空心掌和手腕的力，由下向上给宝宝拍背。

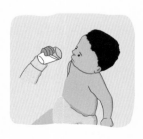

4. 拍5分钟后，给宝宝喂点水。

宝宝腹泻

宝宝消化功能尚未发育完善，由于在子宫内是由母体供给营养，出生后需独立摄取、消化、吸收营养，宝宝消化道的负担加重，在一些外因的影响下很容易引起腹泻。

因此，爸爸妈妈要先找出宝宝腹泻原因。宝宝大便次数较多，特别是吃母乳的宝宝大便更多更稀一些，不一定不正常。有很多因素会造成宝宝腹泻，应该先找找原因，然后对症采取措施治疗腹泻。

生理性腹泻：这种情况可不必治疗，会随宝宝月龄的增长逐渐好转。如果腹泻次数较多，大便性质改变，或宝宝两眼凹陷、有脱水现象时，应立即送医院诊治。

病菌感染引起腹泻：建议就医，确认腹泻为细菌性、病毒性或霉菌性中哪种原因引起。针对原因选择治疗方式。

乳糖不耐受引起腹泻：这是因为新生儿体内缺乏乳糖酶，无法有效分解母乳或奶粉中的乳糖，从而引起腹泻。在急性腹泻期间，可以暂时给予新生儿去乳糖的饮食，如使用无乳糖的奶粉或特殊配方奶粉，以帮助肠道恢复。一般情况下，经过 48 小时的去乳糖饮食治疗后，肠道乳糖酶的活性可以得到恢复。之后，可以逐渐尝试给新生儿含有乳糖的奶。

判断不出是什么原因造成腹泻，要去医院

如果判断不出来宝宝是生理性腹泻还是病理性腹泻，最好先去医院就诊，由医生判断，以免耽误病情，影响宝宝的健康。不过在去医院之前，爸爸妈妈要在家里为宝宝做到以下几点。

补充水分：腹泻会导致宝宝失水，因此要确保宝宝身体里有足够的水分。可以给宝宝喂奶或清水，预防脱水。

注意保暖：宝宝的腹部要保暖，以减少因肠蠕动过快而引起的腹痛。

经常更换尿布，并用温水洗净宝宝的臀部，避免拉肚子造成的皮肤炎症。

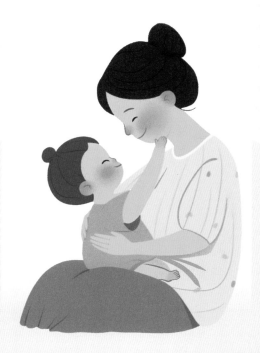

宝宝：妈妈怎么了？我还是个宝宝呢

有些产后焦虑或者抑郁的新妈妈，很难与宝宝建立联系，她们可能会害怕听到宝宝的哭声、厌恶宝宝或害怕接触宝宝……

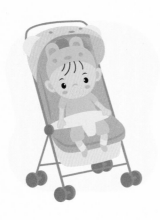

新妈妈害怕接触宝宝要怎么办

如果出现新妈妈害怕接触宝宝的状况，那么爸爸帮助老婆正确地面对这个"麻烦"，正是帮助新妈妈走出第一步的最好方式。

爸爸帮助自己的老婆与宝宝建立亲密关系所做的努力，会加快新妈妈的恢复。

和宝宝多讲话

即使宝宝在很小的时候，也是非常想和爸爸妈妈互动的。因此，爸爸可以选择一个正确的时机，抱着宝宝，和他交流、说话，并观察宝宝的反应。如果宝宝一直在听你说话，赶紧叫上妈妈继续和宝宝"呜呜咕咕"地讲话吧。

爸爸可以鼓励新妈妈和宝宝聊聊她现在在做什么。比如，可以说"妈妈在向宝宝挥手"或者"妈妈和宝宝坐在一起"，再或者"宝宝在朝妈妈笑"。虽然你可能觉得这没什么意义，但是这些话对宝宝会有很大影响。新妈妈会惊讶地发现，这让她很高兴，也让宝宝看起来特别开心。

一家三口多幸福

和宝宝一起躺在床上，轻轻地拍着他，同时看着你的老婆微笑，这是一种非常好的幸福暗示。引导宝宝玩玩具，让妈妈带着宝宝玩玩具，和宝宝待在一起是加强你们之间联系的非常好的方法。当新妈妈的抑郁和焦虑情绪渐渐消失，爸爸会发现妈妈在照顾宝宝，还有真心微笑时都是那么的轻松。

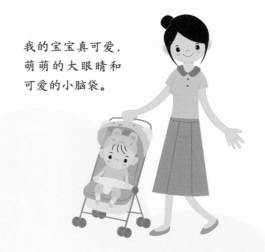

我的宝宝真可爱，萌萌的大眼睛和可爱的小脑袋。

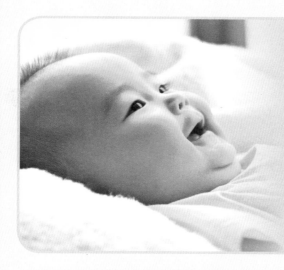

嘿！宝宝，你好

游戏目的：发展宝宝听声音的能力，增强妈妈的幸福感。

适合年龄：1 月龄以上。

游戏方法：①妈妈坐在床上，让宝宝面朝上斜躺在爸爸身上。②在宝宝的周围放 3~4 个不同大小的毛绒玩具。③妈妈拿起不同的玩具，对着宝宝说："嗨！宝宝，你好！"妈妈可以尝试用不同声调来和宝宝打招呼。

一二三

游戏目的：让宝宝感受语言的节奏，喜欢上和爸爸妈妈交流，提升爸爸妈妈的幸福感。

适合年龄：1 月龄以上。

游戏方法：①让宝宝平躺在床上，妈妈一边念"一二三，三二一，我和宝宝做游戏"，一边用两只手握住宝宝的两只手，随着儿歌节奏做拍手的动作。②宝宝大一些时可以握住宝宝的双手向上提，注意动作要缓慢，使宝宝头部稍稍离开床面即可。

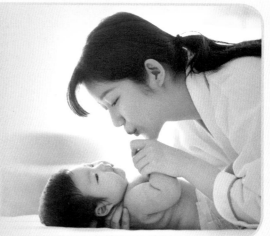

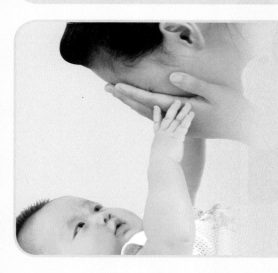

藏猫猫

游戏目的：让宝宝感受游戏的乐趣，对增进亲子关系很有帮助。

适合年龄：3 月龄以上。

游戏方法：①让宝宝平躺在床上，妈妈站在他身边。②妈妈双手对拢，放在眼前说："藏猫猫。"③然后双手分开，露出眼睛看宝宝，说："宝贝，妈妈在这里。"

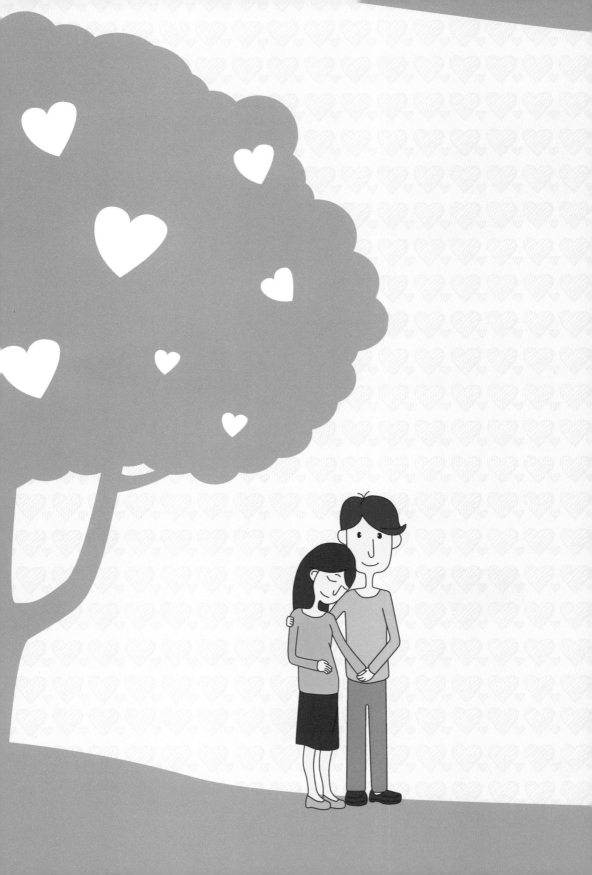

第四章
老公给力，陪伴是
最好的爱

很多爸爸认为，如果老婆出现了产后抑郁的状态，那么，接下来的治疗就应该是医生的事情了，跟自己无关。这是非常错误的想法，除了医生的干预，家人尤其是爸爸的理解和帮助尤为重要。

爸爸请记住：生育本身已经很难了，"为母则刚"或许存在，但一定不是刚成为妈妈时需要做到的！

全程陪伴：给老婆满满的安全感

准爸爸应该知道在生产这样的特殊时期，是准妈妈最脆弱的时候，准爸爸做事一定要细心些，尽量避免犯错误，给准妈妈足够的安全感，否则，有可能会被数落一辈子呢。

产房外爸爸能做什么

老婆在产房里努力生宝宝，爸爸在外面除了焦急地等待还能做什么，不能做什么，提前看一看，免得老婆出来后和你生气，那就得不偿失了。

产房外的爸爸可长点心，别总看手机

爸爸别以为老婆在里面生孩子，没有自己什么事就无聊地在外面看手机，准爸爸有许多事需要准备呢。

询问家属等待区在哪里以及产妇从哪个门推出来。

医生会让家属签字，爸爸应做到随时"待命"。

提前找到超市或者饭店的位置，分娩的时间有时候会很久，要及时给产妇和家人补充能量。

爸爸陪产需要做好心理准备

如果准爸爸想陪老婆一起进产房，首先要确定自己不晕血、不晕针，并且提前做好心理准备，确保自己对产房发生的事不会感到恐惧，否则，将成为产房里添乱的那个人。

对于准妈妈的生产痛，尽管准爸爸没有办法感同身受，可还能通过语言或者其他方法给老婆一些心理安慰，让老婆没有那么恐惧。

准爸爸可以做什么

 给老婆加油，随叫随到。

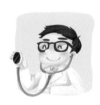 咨询医生怎么办。

 喂老婆吃东西补充能量。

 用手机记录老婆的辛苦和宝宝出生的瞬间。

老婆出产房时

当筋疲力尽的老婆被护士从产房推出来时，无论生男生女，老公都别忘了及时"献殷勤"，表达自己的感激和喜悦。可以送老婆一束花或者一个拥抱，无论用什么样的方式，主要让她能感受到爱意就可以。而且应当先关注老婆，再关注孩子，让新妈妈感到被重视。

如果你的老婆出产房时，你并没有在外面等她，这会成为你非常后悔的一次错过，以后无数次的争吵中，这件事可能会被你的老婆反反复复地拿出来说。

和老婆一起面对产后住院的困难

一般情况下，正常的顺产也需要住院三天左右，观察老婆的子宫收缩、阴道流血、侧切刀口的愈合等情况，还要观察婴儿的脐带、哺乳等健康情况。

你的老婆可能面临着按压肚子、开奶等非常疼痛和失去自尊的事情，老公要提前和老婆说接下来要做什么，给老婆做好心理建设。必要的时候，要适度维护老婆的自尊心，比如，在老婆内检的时候拉个帘子；剖宫产手术结束后老婆没有穿衣服，在老婆术后进行挪动的时候，要注意保护隐私。

如果你的老婆是剖宫产，记住，术后24小时她都应该卧床休息，而按压肚子和术后下床活动的疼痛也让她苦不堪言，这时候最需要的就是你的安慰了。

爸爸这时候也要多问多学，多想办法减轻妈妈的疼痛，比如，用医用收腹带绑住腹部，这样老婆下床走动时就会减轻因为震动而引起的伤口疼痛。

夸奖宝宝有多可爱、漂亮。

第一个冲上去，握住老婆的手，说辛苦了。

指挥周围的家属帮忙买粥、买汤、登记等琐事，自己一直陪伴在老婆身边。

让老婆闭眼好好休息，剩下的事全部不用操心。

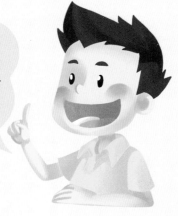

温暖守护：让老婆产后安心休养

爸爸可以设身处地想一想，生完宝宝后的头几个月，你的老婆两三个小时喂一次母乳，哄宝宝，换尿布……正常人都会感到疲惫不堪，何况是身体本就虚弱，还得一夜又一夜在睡梦中醒来照顾宝宝的老婆。所以，很多新妈妈都有睡眠不足或者失眠的状况发生。

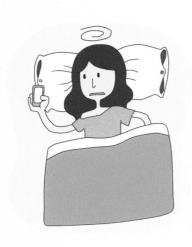

睡眠不足会影响情绪

有的时候爸爸会抱怨自己的老婆脾气大，情绪差，殊不知自己的老婆有可能已经很久没有睡过一个完整的觉了。一夜又一夜的睡眠中断会直接影响妈妈一整天的情绪，她变得焦虑、易怒，甚至觉得一动弹就心跳加速，浑身无力，吃不下饭，这都是过度劳累、睡眠不足的表现。

很多婆婆会和新妈妈说："等宝宝睡的时候，你也睡。宝宝醒了，你就喂他。"可是，有几个妈妈能真的做到说睡就睡的呢？

当老婆出了月子后，爸爸也要给老婆"放放假"，让老婆出去逛逛街、购购物，和好朋友喝喝茶，放松一下，这样可以缓解老婆焦虑的情绪。

老婆的睡眠很重要

爸爸应该适当采取措施，比如，充当哺乳帮手、帮宝宝换尿布、关注老婆心情等，尽可能多地增加老婆的睡眠时间，特别是在产后的头几个月。如果你的老婆连续几个晚上睡眠不足（睡眠时间不足 3 小时）甚至没有睡眠，说明她的身体情况已经亮起了红灯，你的老婆需要更多的休息，甚至需要去找医生寻求帮助。

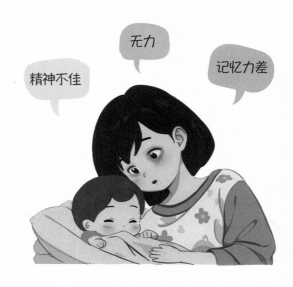

不能和老婆分床睡

很多爸爸会在妈妈坐月子期间，甚至在宝宝1岁前和妈妈分床睡，有的还不在一个房间中睡觉，担心宝宝哭闹会影响睡眠，影响工作。

爸爸要知道，妈妈在生完宝宝以后身体会变得非常虚弱，她晚上还要频繁起夜给宝宝喂奶、哄睡、换尿布……如果让她一个人照顾宝宝，那么她会一直处在睡眠不足的状态下，久而久之必然会引发神经衰弱、焦虑，甚至慢慢走入抑郁的状态中。

所以，爸爸不但不能和妈妈分床睡，还要主动替妈妈分担照顾宝宝的任务。比如，宝宝醒了，爸爸先起来哄宝宝，如果宝宝是饿了，再让妈妈给宝宝哺乳或者爸爸去给宝宝冲奶粉！

如果爸爸白天上班，晚上又和宝宝分开睡，那么，陪伴宝宝的时间必然会减少，久而久之，会形成宝宝不喜欢爸爸陪玩或者抱的局面。宝宝有什么事都要找妈妈，让本就劳累的妈妈更加不得闲，生活的失序极易让妈妈更加焦虑。

为了新妈妈的身体恢复、心理健康、亲子关系的建立以及家庭和谐，爸爸在老婆坐月子期间不应该与其分床睡。可以根据家庭的实际情况和夫妻双方的意愿进行适当调整。

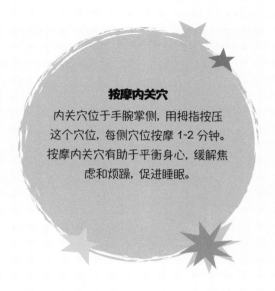

按摩内关穴

内关穴位于手腕掌侧，用拇指按压这个穴位，每侧穴位按摩1~2分钟。按摩内关穴有助于平衡身心，缓解焦虑和烦躁，促进睡眠。

爸爸应提供有力支持，帮忙带娃，使妈妈身心得到休息，走出焦虑困境。

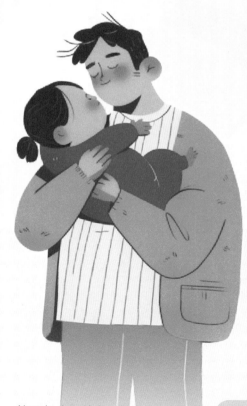

帮助老婆走出失眠困境

　　一些新妈妈在哺乳期因为激素的急速变化、刚当上妈妈的压力、婴儿的哭闹影响等原因，可能会出现失眠的现象。长期失眠，对新妈妈的记忆力、免疫力、情绪等都会造成不良影响。此时，爸爸能为新妈妈做些什么呢？赶快来看一看。

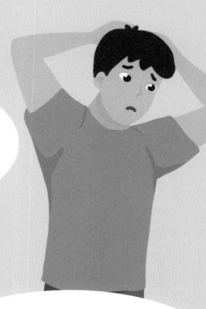

多听听老婆的倾诉

　　爸爸要主动和妈妈多沟通，听听她心中的焦虑，帮助她解决问题。

为老婆准备泡脚水

　　爸爸可以在睡前准备好温暖的泡脚水让妈妈泡脚，时间控制在 25 分钟左右。泡脚后，可以帮助妈妈按摩一下脚底，促进血液循环，缓解疲劳。
　　注意：如果妈妈有血液循环或者皮肤敏感的问题，泡脚前需要咨询一下医生的意见。

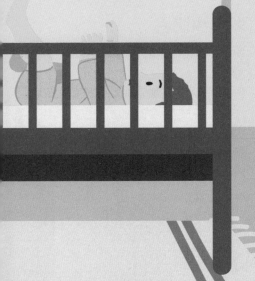

为她准备营养餐，睡前准备热牛奶

月子里的新妈妈要吃产后营养餐哦，爸爸可以学一学。还有，促进睡眠的传统做法是喝热牛奶，爸爸可以为妈妈热一杯。

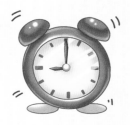

误区一：定闹钟

有些爸爸担心老婆晚上哺乳掌握不好时间，会定闹钟，这是不妥的。想着闹钟随时会响，会让本就焦虑的新妈妈更有压力，难以入睡。

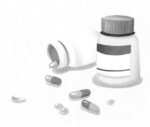

误区二：私自服用药物

有些新妈妈会因为失眠的困扰而私自服用安眠药，这是绝对禁止的，因为大多数具有镇静催眠的药物都需在医生指导下使用。

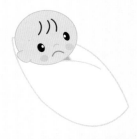

误区三：宝宝哭就叫妈妈哺乳

有些婴儿是"睡渣"宝宝，很多人也称他们为高需求宝宝。很多爸爸一听到"睡渣"宝宝哭闹，就叫老婆起来哺乳是不对的，妈妈会很累，而且月子里的宝宝哭闹不一定是饿了，有可能是肠胃不舒服、做噩梦……一定要找对原因，没有天生的"睡渣"哦。

产后失眠饮食调理方案

爸爸可以帮助新妈妈从饮食上进行调理，多吃一些具有养血安神作用的食物，如小米、百合、小麦、牛奶等，避免饮用咖啡、茶等易导致兴奋的饮品。爸爸还需要关注新妈妈的饮食时间和饭量，建议新妈妈保持规律的饮食时间，少食多餐，避免晚餐过饱或过饿。

此外，晚餐后适当散步或进行轻度运动也有助于新妈妈消化和放松身心，为良好的睡眠创造条件。

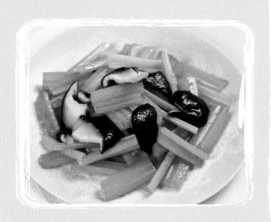

芹菜炒香菇

原料：芹菜 60 克，香菇 6 朵，醋、盐、淀粉各适量。

做法：①将芹菜去叶、根，洗净，切段；香菇洗净，切块。②醋、淀粉混合后装在碗里，加水兑成芡汁备用。③油锅烧热，倒入芹菜煸炒 2 分钟，放入香菇块炒熟，再加盐稍炒，淋入芡汁，速炒起锅即可。

营养功效：此菜平肝清热、益气和血，可缓解产后新妈妈神经衰弱。

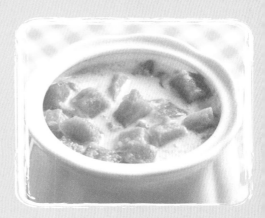

木瓜牛奶露

原料：木瓜 200 克，牛奶 250 毫升，冰糖适量。

做法：①木瓜洗净，去皮，去子，切成块。②木瓜块放入锅内，加水没过木瓜块，大火熬煮至木瓜块熟烂。③放入牛奶和冰糖，与木瓜块一起搅拌均匀，再煮至汤微沸即可。

营养功效：牛奶对于因产后体虚而导致神经衰弱的新妈妈有安眠作用。

饮食调整

是改善产后失眠的重要方式之一。通过科学、合理地搭配食物和营养素，新妈妈可以逐步改善睡眠质量，恢复身心健康。同时，保持积极的心态和良好的生活习惯也对改善失眠有很大帮助。

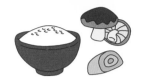

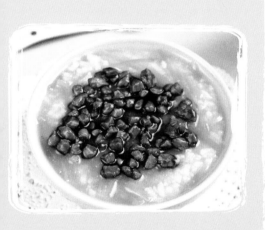

莴笋肉粥

原料： 莴笋 60 克，猪肉 50 克，大米 30 克，盐、酱油各适量。

做法： ①将莴笋去皮洗净，切丝；猪肉洗净切丁，加酱油和少许盐腌 10~15 分钟。②将大米淘洗干净后放入清水锅中，煮至大米开花。③加莴笋丝和猪肉丁，用小火煮熟即可。

营养功效： 莴笋具有镇静作用，对缓解神经衰弱和心烦失眠有一定的作用。

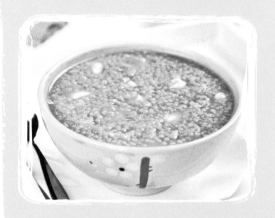

小米鸡蛋红糖粥

原料： 小米 50 克，鸡蛋 2 个，红糖适量。

做法： ①小米洗净，锅中加足量清水，烧开后加入小米，待煮沸后改成小火熬煮，直至米烂。②粥里打散鸡蛋，搅匀，略煮，出锅前放入红糖搅匀即可。

营养功效： 喝些小米粥有助于调节睡眠，帮助新妈妈恢复正常的睡眠节律。

产后瑜伽，巧治失眠

产后瑜伽练习对消化系统、神经系统、循环系统、呼吸系统、内分泌系统等多个系统都能产生良好的影响，有助于各个系统达到互相和谐的状态。当然，还有利于产后新妈妈身材恢复，防治产后失眠、月经失调、产后性功能紊乱等。对了，还可以塑形哦，爸爸快学起来，然后教给老婆吧！

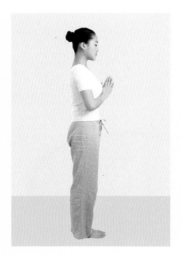 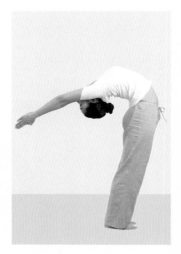 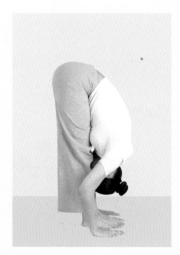

1. 先做基本站立式，全身放松，两脚合拢，两手在胸前合十，正常呼吸。

2. 缓慢而深长地吸气，双臂高举过头，上身自腰部起向后方慢慢弯下。在这个过程中，两腿、两臂都保持伸直的状态，上身慢慢向后弯。

3. 一边呼气，一边慢慢向前弯曲身体，用双掌接触地面，尽量不要弯曲两膝，以不费力为限，尽量使头部靠近双膝。

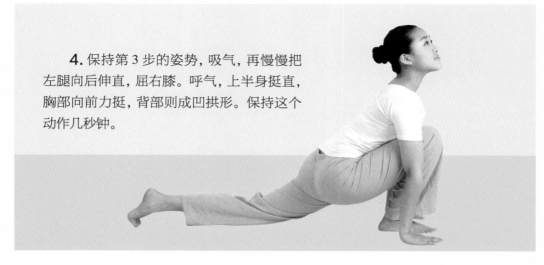

4. 保持第 3 步的姿势，吸气，再慢慢把左腿向后伸直，屈右膝。呼气，上半身挺直，胸部向前力挺，背部则成凹拱形。保持这个动作几秒钟。

5. 慢慢呼气，把右脚向后移，使两脚靠拢，臀部向后方和上方收起。两臂和两腿伸直，使身体像一座桥。

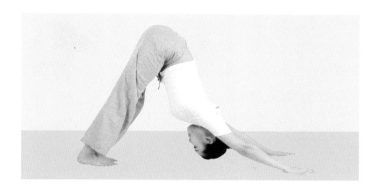

6. 吸气，让臀部微微向前方移动，一直到两臂垂直于地面为止。闭气，弯曲两肘，把胸膛朝着地面放低。慢慢呼气，把胸部向前移动，直到腹部和大腿接触地面。

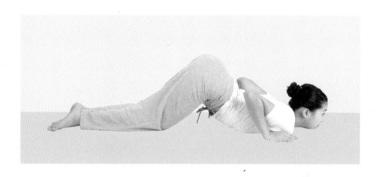

7. 吸气，慢慢伸直两臂，上身从腰部向上升起，背部呈凹拱形，头部向后昂起。

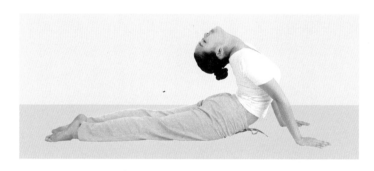

8. 呼气，臀部向上慢慢抬高，脚跟踩地，贴住地板，即恢复到第5步的姿势。

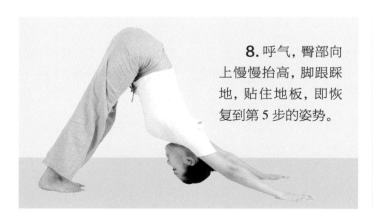

温馨小提示

由于这个练习能给身体包括大脑补充氧气，可以放松并兴奋身体，所以这个练习适合在早上或白天进行。因为动作幅度较大，建议产褥期后再做此练习。

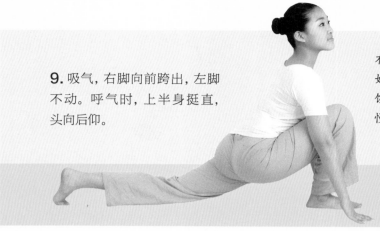

9. 吸气，右脚向前跨出，左脚不动。呼气时，上半身挺直，头向后仰。

有些动作比较难，新妈妈刚开始做不到不要气馁，更不要勉强自己，慢慢来。

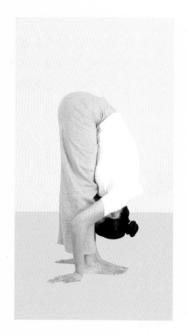

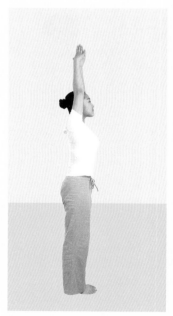

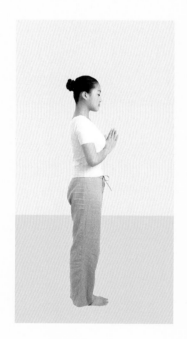

10. 保持两手放在地面上，慢慢呼气，收回右腿，放在左脚旁。低下头，伸直双膝。

11. 吸气，身体慢慢回正，呼气时，双手高举，上半身慢慢后仰。

12. 正常呼吸，恢复到开始的姿势，两手在胸前合十，双脚并拢。

　　以上是身体右侧的练习，请新妈妈用同样的方法练习身体左侧，左、右各练一次是一组，每天练习两组。

穴位按摩，缓解失眠

　　以下几招简单的按摩方法，爸爸可以学习一下，可以帮助有失眠烦恼的老婆入睡。在按摩时，建议新妈妈保持心情平静，呼吸均匀，可以将注意力集中在按摩的部位，感受按摩带来的舒适感。也可以在睡前用温水泡脚后再进行穴位按摩，增强按摩的效果。

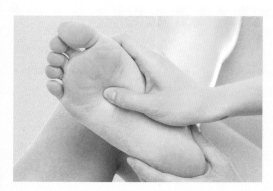

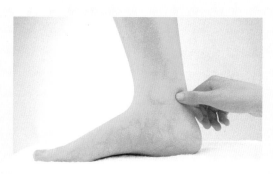

　　按摩涌泉穴：涌泉穴位于足底部，约在足底前三分之一的凹陷处。这个穴位与肾经相连，按摩它有助于调和气血、平衡阴阳，进而促进睡眠。

　　可以用大拇指或指关节轻轻按压涌泉穴，每次持续 3~5 分钟，力度适中，以感到酸胀感为宜。

　　按摩太溪穴：太溪穴位于足内侧，内踝后方与脚跟骨筋腱之间的凹陷处。这个穴位是肾经的重要穴位，按摩它可以滋补肾气、调和心神。

　　同样用大拇指或指关节轻轻按压太溪穴，每次持续 3~5 分钟。

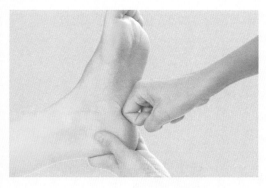

　　按摩失眠穴：失眠穴位于足后跟正中，左右各一。这个穴位专门针对失眠问题，按摩它可以起到镇静安神的作用。

　　用指端或指关节轻轻按压失眠穴，每次持续 3~5 分钟，力度要适中。

专业医生的建议很重要

　　需要注意的是，穴位按摩虽然是一种有效的自然疗法，但并不是所有新妈妈都适用。如果新妈妈在按摩过程中出现不适或失眠症状持续加重，建议及时就医，寻求专业医生的帮助。

健康饮食：吃好，喝好，心情才能好

爸爸要知道，产后新妈妈体质虚弱，一方面要保证乳汁的质和量，另一方面还要恢复身体，所以新妈妈的饮食也是非常重要的。

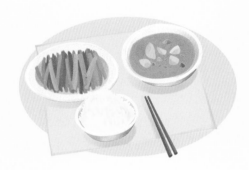

产后饮食要注意

吃得好了，即使新妈妈再累，身体也不会轻易被拖垮。即使有焦虑的情绪，吃好、喝好、休息好之后，也很快就能过去。

产后第1餐

产后第 1 餐宜选择流质食物，如果是顺产，且没有出现什么特殊情况，稍加休息后，新妈妈就可以进食了。如果是剖宫产，术后 6 小时内应禁食，等排气后再进食。

无论是顺产还是剖宫产，胃肠功能都受到了抑制，产后第 1 餐首选易消化、营养丰富的流质食物，如小米粥、面汤、蔬菜蛋汤等。

宜先排毒后进补

怀孕时准妈妈体内留下的毒素、多余的水分、废血、废气等，都会在产后排出。因此，分娩后的饮食要以排毒为先，以便排尽恶露。适合的食物有薏米、香菇、南瓜、白萝卜等。

产后最初几天，因为身体虚弱，新妈妈的胃口会非常差，此时适宜吃比较清淡的饮食，如素汤、肉末炒时蔬等。之后可以根据新妈妈身体的恢复情况，循序渐进地进补。

产后不宜吃的食物

- ☒ 不宜着急喝老母鸡汤。
- ☒ 不宜过早吃醪糟蒸蛋。
- ☒ 不宜喝浓茶。
- ☒ 不宜喝咖啡和碳酸饮料。
- ☒ 不宜多吃鸡蛋，每天 1~2 个即可。
- ☒ 不宜吃辛辣的食物。

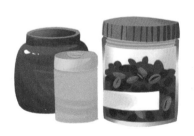

根据体质进补

新妈妈生产后，身体很虚弱，需要适当进补。但是新妈妈进补不能盲目进行，应讲究科学性。按体质进补才是聪明的方式。

体质较好、体形偏胖的新妈妈，月子期间应减少肉类的摄取，肉和蔬果的摄取比例宜维持在2:8左右。

体质较差、体形偏瘦的新妈妈，可将肉和蔬果的比例调整为4:6左右。

患有高血压、糖尿病的新妈妈则应多食用蔬菜、瘦肉等低热量、高营养的食物，少吃高糖，如甜点、荔枝以及咸菜、酱豆腐等高盐的食物。

饮食宜以稀软为主

依据新妈妈的身体状况，月子期间的饮食宜以稀软为主。

"稀"是指水分要多一些，有些地方坐月子禁止新妈妈喝水，这是不健康的观念。经过怀孕、分娩，新妈妈身体流失了许多血液、汗液和体液，还要肩负哺喂宝宝的重任。因此，要保证水分的摄入，除了适当增加饮水量外，排骨汤、鱼汤等汤品也要比平时多喝一些。

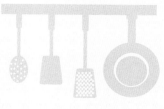

"软"是指食物烧煮程度要以稀软为主。很多新妈妈在坐月子时牙齿都有松动的现象，所以月子餐应烹调得软烂一些，少吃油炸和坚硬带壳的食物，多用炖煮的方式烹饪食物。

宜吃促进伤口愈合的食物

产后营养好，会加速伤口的愈合。为了促进剖宫产新妈妈腹部伤口的恢复，要多吃鸡蛋、瘦肉等富含蛋白质的食物，同时也应多吃含丰富维生素C、维生素E的食物，比如菠菜、芹菜、猕猴桃、杏仁、核桃等，以促进组织修复。

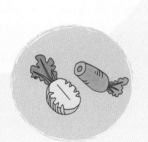

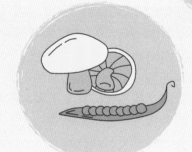

无论是哪种体质的新妈妈，蔬菜都是可以吃的。

宜恰当饮用生化汤

生化汤是一种传统的产后中药方，以当归、川芎、甘草等原料按一定比例熬煮，有些中药店里有售，也可以自己买来原料熬煮。新妈妈在生产之后要将身体中的恶露清除出体内，生化汤有帮助排出恶露、调节子宫收缩的作用。

生化汤虽然能帮助新妈妈排恶露，但是一定要遵医嘱恰当饮用，不能过量，否则有可能增大出血量，反而不利于子宫修复。

还需要注意的是，生化汤药性偏温，出现热症的新妈妈则不宜服用生化汤。所以不提倡不分寒热虚实，盲目服用生化汤的做法。

剖宫产宜排气后再进食

剖宫产新妈妈由于手术中肠管受到刺激，肠道功能受损，导致肠蠕动变慢，肠腔内出现积气现象，术后会有腹胀感，马上进食会造成便秘。因此，剖宫产新妈妈术后6小时之内不宜进食，应在6小时之后喝一点温开水，以刺激肠蠕动，促进排气，减少腹胀。待排气之后可吃一些流食。

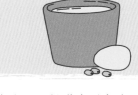

剖宫产后开始进食时宜吃一些排气类营养餐，如萝卜汤、糙米南瓜粥等，以增强肠蠕动，促进排气，减少腹胀，并使大小便通畅。而易发酵产气多的食物，如黄豆、豆浆等，要少吃或不吃，以防腹胀。

不宜着急喝下奶汤

产后，家里人少不了给新妈妈炖一些营养丰富的汤，认为这样可以补充营养，还可使乳汁多分泌些。其实这是不科学的，因为刚出生的宝宝胃容量小，这样宝宝没吃完的乳汁就会淤积在乳腺导管中，导致乳房发生胀痛。因此，宜在产后1周以后逐渐增加喝汤的量，以适应宝宝进食量逐渐增加的需要。

宜少盐、少油

大多数的产后新妈妈会有心理压力、情绪波动等问题，这会增加皮质激素的分泌，造成体内水分、钠盐的潴留。因此，新妈妈在产后饮食中需要控制盐的摄入量，以免增加心血管以及肾脏的负担，不利于身体恢复，甚至引发高血压、肾病等疾病。爸爸可以把家里的钠盐换成钾盐，因为钾盐的口感比钠盐重一些。

产后饮食除了少盐外，还需要少油。太油腻的食物会使新妈妈本来就很差的胃口"雪上加霜"，所以早晚喝杯热牛奶，吃1个鸡蛋，午餐喝些蔬菜汤是明智的选择，待新妈妈胃口好转后，再喝肉汤、鸡汤。

另外，妇产科专家建议，产后应吃一些汤粥，既清淡爽口，又可以补充水分。为了消肿利水，还可以喝些红豆汤、冬瓜汤。

少吃多餐不长胖

月子期间，新妈妈的身体不舒服，情绪不稳定，胃口容易下降，所以在一日三餐的正常饮食外，可以在两餐之间适当加餐，少食多餐有助于新妈妈胃肠功能和身材的恢复。少吃多餐还能防止新妈妈长胖。

早餐可多吃五谷杂粮类食物，午餐可以多喝些汤，晚餐要加强蛋白质的补充，加餐则可以选择水果、粥等。

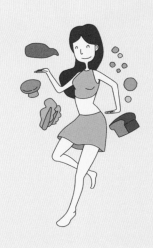

产后饮食三原则

30 分钟 ⇒ 6 餐 ⇒ 100 克

早餐前 30 分钟喝 1 杯温开水能活跃肠胃，预防便秘，还能让新妈妈拥有好胃口。

最好为坐月子的新妈妈每天准备 6 餐饭，3 顿主餐，3 顿加餐，既能充分补充营养，又不易长胖。

产后新妈妈的饮食应保证每日摄取蛋白质 100 克左右，瘦肉、蛋类、奶类、豆类都是优质蛋白质的良好来源。

从一日三餐调理产后抑郁

功能医学认为导致产后抑郁的潜在原因包括情绪应激（包括对未来的担忧、家庭矛盾暴露等）、毒性元素过多、营养失衡、激素失衡、肠道功能下降、代谢紊乱、免疫功能失衡等，可以通过肠肝、代谢、激素、神经递质和营养来帮助调整。那么，日常的产后护理，怎么才能照顾到这五个方面呢？答案是从一日三餐开始。请爸爸跟着下面三步走，帮助新妈妈战胜焦虑、抑郁等坏情绪。

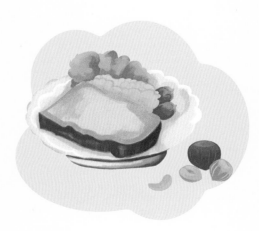

拒绝精制糖和精加工食品

精制糖和精加工食品会过度刺激胰岛素，时间长了导致胰岛素抵抗，引发很多慢性病。还可能导致兴奋性中毒、脑细胞过度刺激，从而引发大脑神经细胞紧张、肠道菌群失调等。而且绝大部分精加工食品含有各种添加剂，会给新妈妈的身体带来毒性压力。

远离反式脂肪酸，远离精炼植物种子油

爸爸可以在选购食用油时注意三点。第一，用特级初榨橄榄油、山茶油、椰子油、猪油，来替换掉家里炒菜用的油。第二，学会看食品标签，但凡看到"植脂末""植物奶油""起酥油""人造奶油""人造黄油""代可可脂"成分的，都要拒绝。第三，避开煎炸食品，最起码在新妈妈产后这段时间要做到。煎炸温度越高、时间越长、次数越多，反式脂肪酸含量就越高。

营养、激素与神经递质

身体清除毒素离不开营养的支持，同时营养还是基因用来生产、调控细胞和各种活性分子的原料和工具。

通过功能医学检测可以精准评估身体的营养状况及需求，然后可以有针对性地作出补充，为制造、维护、修复细胞提供有效支持。

另外，人的一切行为都受到激素与神经递质的调控，包括平时不在意的眨眼、呼吸、心跳等动作。神经系统与激素系统受损必然会导致神经递质和激素代谢异常，而异常的激素和神经递质也是引发抑郁的一个主要原因。

1.5 千克蔬果

每天至少 1.5 千克的蔬菜和水果，1.5千克，也就是 3 斤！听起来挺多的，其实当爸爸让老婆尝试过之后，会发现这能很快给身体注入高强度的营养，改变新妈妈的自身感受，当然也能改善新妈妈的抑郁情绪。

0.5 千克绿叶蔬菜

绿叶蔬菜是营养密集的植物化工厂。一大盘甘蓝里面有成千上万种化合物，科学家甚至还没有为这些化合物命名，它们在体内共同作用，为细胞提供所需能量。

绿色植物含有丰富的植物化学物质，这些营养素的已知益处包括：抗癌，消炎，增强大脑供能，调节激素平衡，改善肝脏供能，改善视力，使皮肤变得细腻光滑、更有弹性。

0.5 千克彩色蔬果

这 0.5 千克由色彩鲜艳的蔬菜和水果组成。要选择那些通体鲜艳的蔬果，如胡萝卜、甜菜根、桑葚等，而不是只有鲜艳表皮的类型，如红苹果。色彩鲜艳蔬果的颜色就是抗氧化剂的标志。通体鲜艳的蔬果中抗氧化剂的浓度特别高。自由基会造成内部损伤，而抗氧化剂会在自由基引起太多麻烦之前将其清除掉。所以多吃几种彩色蔬果吧！幸运的是，颜色鲜艳的蔬菜和水果往往也是很美味的。

彩色蔬果对产后妈妈的益处包括：抗癌，消炎，增强大脑供能，保护DNA，杀菌，增强免疫力，改善皮肤状况，改善视力，促进生殖系统健康，利于产后恢复，使血管更通畅、更有弹性。

0.5 千克富硫蔬菜

爸爸注意，新妈妈还需要 0.5 千克的富含硫的蔬菜，这些蔬菜除了含有抗氧化剂外，还含有促进健康的硫化物。富硫食物可以滋养细胞和其中的线粒体，特别是能帮助新妈妈身体更有效地清除毒素。硫有助于人体合成蛋白质和胶原蛋白，而这两者构成了人体所有的结缔组织。富硫蔬菜还能很好地保护血管。

已知的富硫食物的健康益处有抗癌，杀菌，促进血液流通顺畅，解毒，促进肠道蠕动，保护心脏，调节激素平衡，增强免疫力，保护肝脏。

富硫蔬菜主要包括十字花科、百合科和各种食用菌菇。十字花科包含紫甘蓝、西蓝花、菜花、白萝卜、甘蓝、大白菜等。百合科葱属包括各类洋葱、大蒜、香葱和小葱等。食用菌包含香菇、杏鲍菇、口蘑、金针菇、平菇、牛肝菌等。

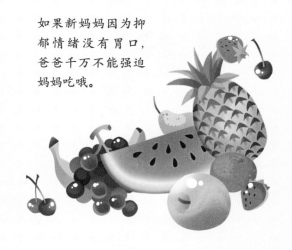

如果新妈妈因为抑郁情绪没有胃口，爸爸千万不能强迫妈妈吃哦。

这些食物产后妈妈不能吃

爸爸守护新妈妈和宝宝健康还有一点很重要,就是禁止将以下食物端上新妈妈的餐桌。

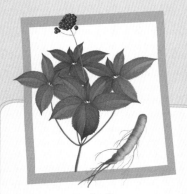

人参

人参中所含的人参皂苷对中枢神经系统、心脏及血液循环有兴奋作用,会使新妈妈出现失眠、烦躁、心神不宁等症状,因此,新妈妈不宜食用人参。

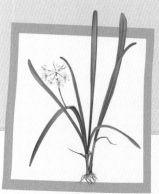

韭菜

韭菜性温,会通过乳汁使宝宝内热加重,而且有一定的回奶作用,哺乳妈妈不宜食用。

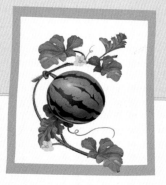

西瓜

西瓜虽然味道甘甜,是消暑降温的佳品,但因其性凉,所以新妈妈不宜食用。

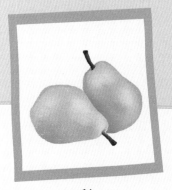

梨

由于分娩消耗大量体力,产后新妈妈体质大多是虚寒的。梨、柿子等性寒凉的水果,易伤脾胃,使得产后气血不足难以恢复。哺乳期的妈妈食用还易让宝宝拉肚子。

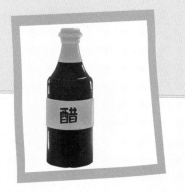

醋

醋等酸性食物会损伤牙齿，给新妈妈日后留下牙齿易酸痛的毛病。醋可作为调味品在做菜、炖菜时适量使用。

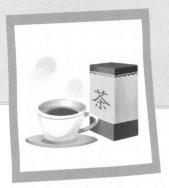

浓茶

新妈妈刚生产完，因流血较多体内会缺铁，而浓茶会影响铁的吸收，也会造成宝宝缺铁，所以不要让新妈妈喝浓茶。

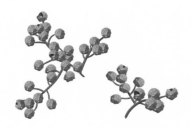

尽量少吃刺激性调味品

如花椒、八角、茴香、薄荷等，哺乳期新妈妈吃了这些刺激性食物，会通过乳汁进入宝宝体内，影响宝宝味觉发育，增加肾脏负担。

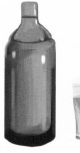

不宜饮酒

产后妈妈不宜饮酒，尤其是正在哺乳的妈妈，酒精会通过乳汁进入宝宝体内，影响宝宝脑部及身体其他器官的发育。啤酒中的麦芽会让新妈妈回奶。此外，过量的酒精还会影响子宫收缩。

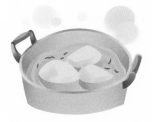

不宜边吃饭边喝汤

边吃饭边喝汤会冲淡消化食物所需要的胃酸，所以新妈妈不要边吃饭边喝汤，不要食用汤泡饭或饭后喝汤，这都容易妨碍正常消化，应先喝汤再吃饭菜。

产后6周月子餐

第一周

新妈妈产后第一周的饮食应以营养丰富、易消化、清淡为主,帮助新妈妈身体恢复。比如,小米粥、面条、鸡蛋羹等,这些食物不仅容易消化,还能为新妈妈提供必要的能量和营养。同时,可以适当增加蛋白质、维生素和矿物质的摄入,比如,瘦肉、豆类、新鲜蔬菜和水果等。

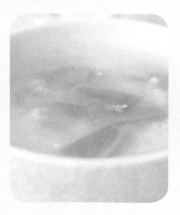
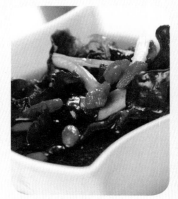
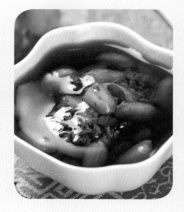

麦片南瓜粥

原料: 熟麦片30克,大米50克,南瓜40克。

做法: ①南瓜洗净,削皮,切片;大米洗净,清水浸泡30分钟。②大米放入锅中,加适量水,大火煮沸后转小火煮20分钟,然后放入南瓜片,小火煮10分钟,再加入熟麦片,继续用小火略煮即可。

营养功效: 麦片低热量、高纤维,南瓜可加强胃肠蠕动,两者搭配能帮助新妈妈开胃、补营养,同时还有助于身材恢复。

益母草木耳汤

原料: 益母草、枸杞子各10克,木耳20克,冰糖、葱段、姜片各适量。

做法: ①益母草洗净后用纱布包好,扎紧口;木耳泡发,去蒂洗净,撕成片;枸杞子洗净。②锅置火上,放入清水、益母草药包、木耳片、枸杞子、葱段、姜片,中火煎煮30分钟。③出锅前取出益母草药包,放入冰糖搅匀即可。

营养功效: 益母草生新血、祛瘀血,与木耳同食具有养阴清热的功效。

花生红豆汤

原料: 红豆30克,花生仁20克,糖桂花适量。

做法: ①将红豆与花生仁洗净,并用清水泡2小时。②将泡好的红豆与花生仁连同清水一并放入锅内,开大火煮沸。③煮沸后改用小火煲1小时,出锅时将糖桂花放入即可。

营养功效: 红豆有很好的补血作用,还可以利尿,有助于新妈妈去水肿。

第二周

产后第二周，新妈妈的胃口变得好一些，饮食可以逐渐多样化，以达到膳食平衡。本周爸爸可以挑选一些催乳食物为新妈妈煲汤，以满足宝宝对母乳的需要。

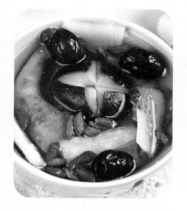 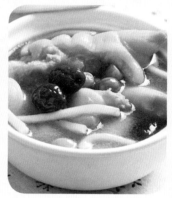 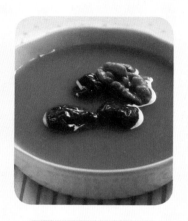

清炖鸽子汤

原料: 鸽子1只，香菇3朵，山药50克，红枣3颗，枸杞子、葱段、姜片、盐各适量。

做法: ①鸽子处理好，洗净；香菇洗净，切花刀；山药削皮，切片。②锅中水烧开放入鸽子，去血水、去沫，捞出。③砂锅倒水烧开，放姜片、葱段、红枣、香菇、鸽子，小火炖1个小时，再放入枸杞子，炖20分钟，最后放入山药片，用小火炖至山药酥烂，加盐调味即可。

营养功效: 鸽肉含有丰富的蛋白质，兼具调理和催乳双重功效。

通草炖猪蹄

原料: 猪蹄100克，红枣3颗，通草5克，花生仁20克，姜片、盐各适量。

做法: ①猪蹄洗净，切块；红枣、花生仁洗净；通草洗净，切段。②猪蹄入开水余去血沫，捞出。③油锅烧热，放入姜片、猪蹄块，爆炒片刻，加入清水、通草段、红枣、花生仁，用中火煮至汤色变白，加盐调味即可。

营养功效: 通草有通乳的作用，红枣具有补血养颜的作用。

阿胶核桃仁红枣羹

原料: 阿胶10克，核桃仁15克，红枣4颗。

做法: ①核桃仁洗净，掰小块；红枣洗净，去核。②把阿胶砸成碎块，10克阿胶需与20毫升的水一同放入瓷碗中，用蒸锅蒸化后备用。③将红枣、核桃仁放入另一只砂锅内，加清水用小火慢煮20分钟。④将蒸化后的阿胶放入锅内，与红枣、核桃仁再同煮5分钟即可。

营养功效: 阿胶可减轻产后新妈妈出血过多引起的气短等症状。此羹可促进产后子宫收缩。

第三周

比起前两周，新妈妈在第三周无论从身体上，还是精神上都会轻松一点。从这周开始，新妈妈要保证饮食营养均衡，新爸爸为妈妈准备的菜单需要做到荤素搭配。

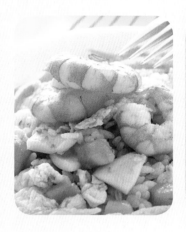

海鲜炒饭

原料： 米饭 1 碗，鸡蛋 2 个，墨鱼仔 1 只，虾仁 4 只，葱末、淀粉各适量。

做法： ①鸡蛋打入碗中，分开蛋清和蛋黄；虾仁洗净，去虾线；墨鱼仔洗净，去外膜切丁，加水、淀粉和部分蛋清拌匀；蛋黄煎成蛋皮，取出切丝。②油锅烧热，煸香葱末，加入剩余的蛋清略炒，放入虾仁、墨鱼仔翻炒，加入米饭、盐炒匀，盛入盘中，加入蛋丝即可。

营养功效： 此饭富含蛋白质，可为新妈妈补充充足的营养。

丝瓜蛋汤

原料： 鸡蛋 1 个，丝瓜 50 克，盐、香菜叶各适量。

做法： ①鸡蛋磕入碗中，打散；丝瓜洗净，去皮，切滚刀块。②锅中放水，倒入丝瓜块，水开后，倒入鸡蛋液，起锅时，放入盐、香菜叶调味即可。

营养功效： 丝瓜蛋汤色泽鲜艳，味道鲜美，对新妈妈有很好的催乳功效。

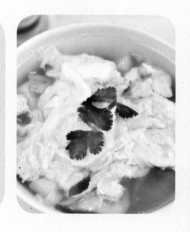

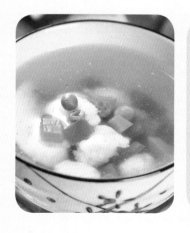

珍珠三鲜汤

原料： 鸡胸肉泥 100 克，胡萝卜丁、豌豆、西红柿丁各 50 克，鸡蛋 1 个（取蛋清），盐、水淀粉各适量。

做法： ①把蛋清、鸡胸肉泥、水淀粉放入大碗中，搅匀。②将豌豆、胡萝卜丁、西红柿丁放入锅中，加清水，大火煮沸后转成小火，慢炖至豌豆绵软。③用勺子把蛋清鸡肉泥拨成小丸子下入锅中，拨完后用大火将汤再次煮沸即可。

营养功效： 鸡肉的脂肪含量低，蛋白质和维生素含量却很高，胡萝卜中含 β - 胡萝卜素，对眼睛有益，还能增强免疫力。

第四周

本周是新妈妈身体恢复的关键期，新妈妈可以开始大量进补，适当多吃些乌鸡、虾、牛肉等食物。饮食安排应健康合理，以补充身体消耗，改善不适症状。

姜枣乌鸡汤

原料： 乌鸡1只，姜20克，红枣3颗，枸杞子10克，盐适量。

做法： ①乌鸡去内脏，洗净；红枣、枸杞子洗净；姜洗净，去皮，切碎。②将乌鸡放进锅中，加温水用大火煮，水沸后捞出乌鸡，放进清水中洗去血沫。③锅内加入乌鸡、红枣、枸杞子、姜末、适量水大火煮沸，转小火炖至乌鸡肉熟烂，出锅时加盐调味即可。

营养功效： 乌鸡是药食两用佳品，对产后气虚、血虚、脾虚、肾虚等症有益。

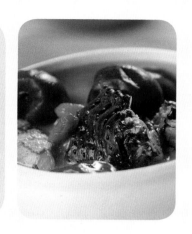

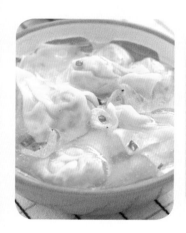

虾仁馄饨

原料： 虾仁、猪肉各150克，胡萝卜100克，盐、香油、葱段、葱末、姜片、馄饨皮各适量。

做法： ①将虾仁、猪肉、胡萝卜、葱段、姜片洗净，沥干，放在一起剁碎，加入香油、盐拌匀成馅料，用馄饨皮包好。②将包好的馄饨放在沸水中煮熟。③将馄饨盛入碗中，加盐、葱末、香油调味即可。

营养功效： 虾仁富含蛋白质和钙，切碎做成馄饨，更好吸收。

山药香菇鸡

原料： 山药、胡萝卜各20克，香菇4朵，鸡腿350克，葱末、酱油、盐、白糖各适量。

做法： ①全部食材洗净，山药去皮，切厚片；胡萝卜切片；香菇去蒂，切花刀；鸡腿剁成小块，余去血水后冲洗干净。②鸡腿块放锅内，加酱油、盐、白糖和适量水，放入香菇同煮，开锅后转小火。③煮10分钟后加入胡萝卜片、山药片煮熟，汤汁稍干时出锅，撒上葱末即可。

营养功效： 此道佳肴既滋补又下乳，适合新妈妈本周食用。

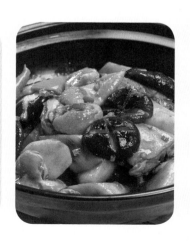

第五周

本周是新妈妈调理体质的黄金时期。随着爸爸厨艺的精进，可以学习一些比较复杂的菜式了。最重要的是，要让新妈妈多吃些绿色、清淡的食物，适当减少高脂肪、高热量的食物摄入。

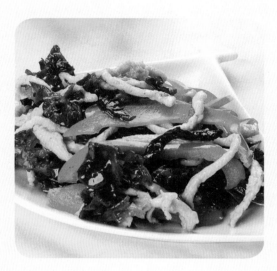 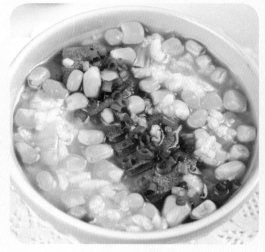

三丝木耳

原料： 木耳、红甜椒丝、鸡肉丝各 20 克，猪瘦肉丝 100 克，姜丝、蛋清、盐、水淀粉、香油各适量。

做法： ①木耳放入温水中泡开，切丝。②猪瘦肉丝和鸡肉丝洗净，分别加盐、水淀粉和蛋清拌匀。③油锅烧热，爆香姜丝，放入猪瘦肉丝和鸡肉丝翻炒。④炒至肉丝变色时，放入木耳丝、红甜椒丝和适量水，加盐调味后煮沸。⑤最后用水淀粉勾芡，淋上香油即可。

营养功效： 猪肉和鸡肉都是高蛋白食物，并且人体吸收率也很高，而蛋白质是乳汁的重要成分，三丝木耳有补虚增乳的作用。

腐竹玉米猪肝粥

原料： 腐竹、玉米粒、大米各 50 克，猪肝 100 克，盐、葱末各适量。

做法： ①腐竹泡开，切段。②猪肝洗净，在开水中汆一下后冲洗干净，切薄片，用少许盐腌制调味。③大米洗净，浸泡 30 分钟。④将腐竹、大米、玉米粒和适量水放入锅中，大火煮沸后，转小火慢炖 1 小时。⑤将猪肝放入，转大火再煮 10 分钟，出锅前放少许盐调味，撒入葱末即可。

营养功效： 猪肝中含有的铁，是人体制造血红蛋白的基本原料，猪肝还含有维生素 B_2，可利尿消肿。

第六周

　　产后第六周，新妈妈腹部松弛状况有所改善，身体逐步恢复。饮食上，可多为新妈妈选取高蛋白低脂肪的食物，多吃含膳食纤维和维生素的食物，有利于新妈妈体形的恢复。

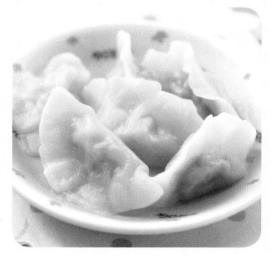

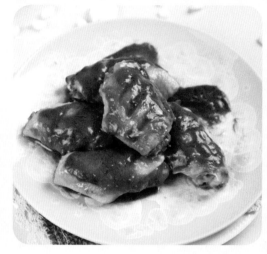

玉米香菇虾肉饺

原料： 饺子皮 13 个，猪肉 150 克，香菇 3 朵，虾仁 5 只，玉米粒 30 克，胡萝卜、盐各适量。

做法： ①玉米粒洗净；胡萝卜洗净，切小丁；香菇洗净，切小丁；虾仁洗净，切丁。②将猪肉和胡萝卜一起剁碎，放入香菇丁、虾仁丁、玉米粒，搅拌均匀，再加入盐制成肉馅。③饺子皮包上肉馅，下入开水锅中，煮熟即可。

营养功效： 虾肉软烂，可滋阴养胃，虾肉饺能提升新妈妈的食欲。

虾酱烤鸡翅

原料： 翅中 8 只，虾酱 2 小勺，葱段、姜片、酱油、水淀粉、盐、白糖各适量。

做法： ①翅中洗净，沥干水分，在两面划几刀，用酱油、水淀粉和盐腌制 15 分钟。②将腌好的翅中放入一个较深的容器中，加入虾酱、姜片、白糖和盐拌匀，盖上盖子。③放进微波炉用大火烤 8 分钟，取出加入葱段，再放入微波炉中大火烤 2 分钟，取出翅中码入盘中即可。

营养功效： 虾酱同翅中一起食用，在增加泌乳量的同时，也能促进母乳质量的提高。

重拾快乐：让老婆开心起来

产后 24 小时内，新妈妈体内激素水平急剧变化，体内雌激素、孕激素等突然减少，新妈妈容易表现为心情低落、焦虑等。如果任消极的情绪发展下去，就会增加新妈妈得产后抑郁的可能性。这个时候，爸爸可以做一些事情让新妈妈开心起来，那么爸爸能做哪些事呢?

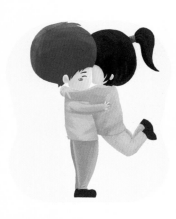

一直倾听，时时安慰

如果爸爸察觉出新妈妈产后情绪变化比较大，那么爸爸一定要保证每天有足够多的时间和老婆在一起，保持亲密的交流，找到让新妈妈焦虑的原因。如果新妈妈还是把坏情绪憋在心里，什么都不想说，那么爸爸要主动和新妈妈温柔地沟通，让新妈妈说出她的感受，倾诉心中的想法。新妈妈在表达感受时遇到困难可以引导新妈妈大哭一场，等她哭完，再柔声安慰她，让她平静下来。

分担家务劳动

爸爸要多留意那些被你忽略掉的、由新妈妈默默承担的事，只要是爸爸能替新妈妈做的，就尽量接过来。爸爸想到能帮新妈妈分担，虽然身体会更累一些，但心里也会很开心，而且还能让新妈妈更轻松，负面情绪也会更少一点。

其实，常常让产后新妈妈情绪崩溃的事情可能是爸爸容易忽略的事情，比如，在亲友面前忽视妈妈的贡献；当别人夸奖孩子时，爸爸只是简单回应，而不提及妈妈在育儿过程中的辛苦和贡献，让妈妈产生失落感。

让新妈妈不舒服的事情不要做

- ✖ 妈妈说累，爸爸却说其他事都被别人做了，你只需要喂喂奶，怎么还喊累呢!
- ✖ 宝宝半夜哭，妈妈让爸爸把宝宝抱过来，爸爸把枕头扔给了妈妈……
- ✖ 爸爸说妈妈的肚子怎么生完宝宝这么久，还这么大?
- ✖ 爸爸一回家就去看宝宝，连一眼都没看妈妈……

助老婆发现生活中积极的一面

新妈妈在产后处在消极的状态中不能自拔，这是产后抑郁的一大特征。如果你的老婆看什么都是消极的，每天都在担心宝宝是不是生病了，担心自己产后身材大变样不能恢复，或者每天对你发火，没有缘由的哭泣……这时候，就需要爸爸来帮助妈妈走出消极的状态了。

每天找出老婆的一个优点

处在抑郁状态中的新妈妈每天都处在自我怀疑中，怀疑自己能不能带好宝宝，怀疑自己不再能像以前一样叱咤职场，怀疑老公不再爱自己……这时候很多新妈妈有一种自我否定心理，宝宝的出生意味着新妈妈需要投入更多的时间和精力来照顾宝宝，这可能导致新妈妈感到自己的生活失去了往日的自由和乐趣，从而对自己产生不满和否定。

送小礼物感谢老婆

如果爸爸每天下班回家都能买一束鲜花或者妈妈喜欢的小零食回来送给她，她的心情肯定会好一些。当妈妈接过礼物的时候，爸爸要感谢她："你今天辛苦了，看到你和宝宝在家等着我，感觉真幸福啊！"

爸爸要给老婆吃一颗定心丸，让老婆知道，在她生了宝宝之后，她变得更完美了，老公也更爱她。一个好的办法就是每天通过各种具体的小事表扬她，称赞她。

我的老婆是最美的妈妈。

你一点都没胖，比以前更有女人味了！

老婆，你的皮肤比以前更好了。

宝宝最像妈妈了，像妈妈一样漂亮！

老婆，今天有什么想吃的吗？

陪老婆走出家门

当新妈妈感到焦虑或者抑郁的时候，她们通常想远离现有的生活，或者是太害怕、太疲劳不想出门，担心别人不喜欢她，或者变得特别敏感，容易被身边的人激怒。

当她真的走出家门，哪怕只有短短的几分钟，也会让她心情好一些，新妈妈会觉得自己与世界并没有脱节，与世界有更多的联系，还能享受阳光和社交。

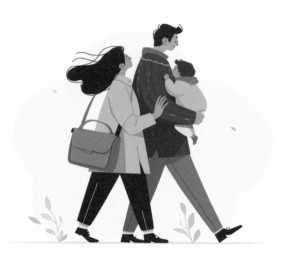

爸爸争取每天带妈妈出去一次

等妈妈出了月子，爸爸每天至少带妈妈出去一次如果妈妈不爱出门，爸爸需要费点心思找理由带妈妈出去，哪怕是带妈妈去超市买东西也是可以的。

如果妈妈比较配合，爸爸可以带妈妈去散步，走两个路口去公园或者就在小区里推宝宝散散步。尽量让妈妈在外面待得久一些，但要适度，关键是一定要尝试，每天都带妈妈有规律地出门。

爸爸要多制造二人世界

如果爸爸发现每天带妈妈出去一会儿对妈妈的情绪没有多少改善，也要继续下去，除了外出，爸爸要做的非常重要的一件事就是和她在一起。和她在一起，没有电视，没有孩子，没有狗，没有账单，没有洗衣机……只有你和她，让她知道，你在陪伴她。

以上这些并不容易做到，尤其是对一个看起来很悲伤，很疏远、很焦虑的新妈妈来说。不过，每天五分钟是一个很好的开始。

爸爸和妈妈的二人世界非常重要，让妈妈心情变好的同时，还能增进感情。

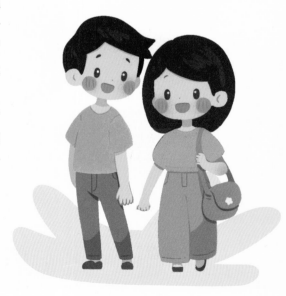

让老婆有独处的时间

很多新妈妈觉得在某一段时间只做自己喜欢的事情而没有照顾宝宝，会很内疚，其实这是错误的想法，特别是已经出现焦虑或者抑郁的产后新妈妈。

因此，爸爸给予新妈妈独处的时间是非常重要的，这有助于她放松身心、恢复精力，更好地处理自己的情绪以及适应新角色和面对新的挑战。告诉她你非常理解她希望自己有一些独处时间，这会让她感到安心和舒适。

条件允许的话，可以在一天中找出一个相对安静的时段，让妈妈独自待一会儿，比如，在宝宝睡着后，或者早上宝宝没醒之前。如果宝宝醒了，此时没有急事，爸爸尽量不要打扰妈妈，爸爸此时要承担起照顾宝宝的责任，相信爸爸一定可以的。

在妈妈独处期间，爸爸最好能够为她提供一个安静、舒适的环境，让她能够专注思考和放松。

刚刚经历生产的妈妈，既需要爸爸的呵护，也渴望拥有属于自己的独处时光。在这个特殊的时期，爸爸应当给予妈妈足够的理解和尊重，让她在静谧的时光中调整身心，感受新生命的奇妙和美好。独处不意味着孤独，而是妈妈自我疗愈、积蓄力量的宝贵时光。

要留更多独处时间的情况

爸爸，当你觉得你的老婆有以下情况时，就需要给她留更长的独处时间了。

她总是特别疲惫，会对你或者宝宝大喊大叫。

几乎所有的事情她都感到厌烦。

她容易紧张不安，总感觉有很大的压力。

她总说这疼那疼，身体很紧张。

她不想让你碰她。

让老婆有时间做自己喜欢的事儿

爸爸，一定要让你的老婆挤出时间，做自己喜欢的事儿，无论是画画、做手工、购物、写日记……你需要给她打气，鼓励她重拾之前的兴趣爱好。让你的老婆为自己留时间，即使只有一个小时，也要保证每周至少有一次。请爸爸一定要这么做。

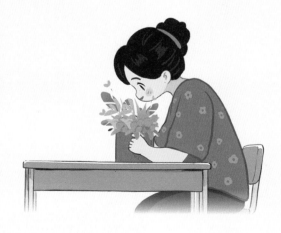

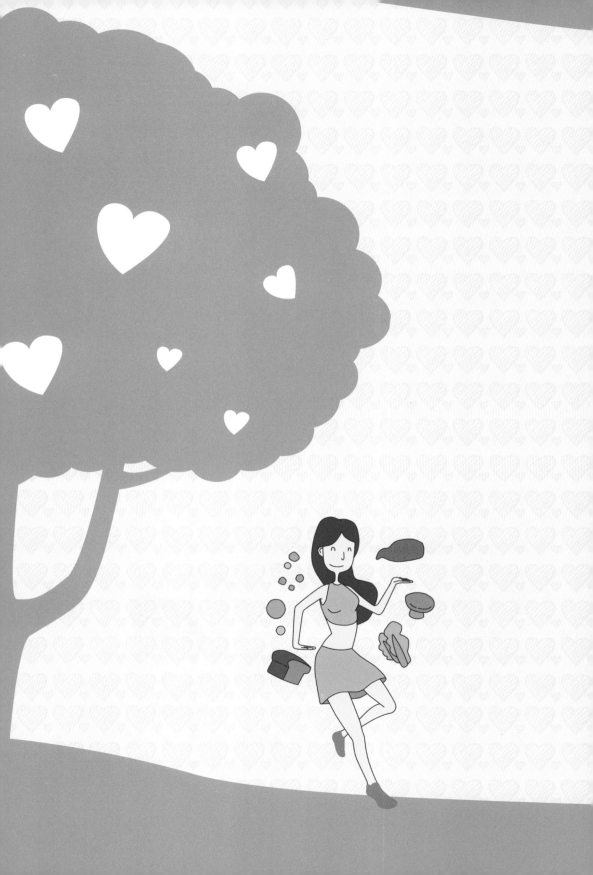

第五章
妈妈爱自己，才能更好地爱家人

学会爱自己，对于缓解产后情绪问题非常重要。妈妈需要关注自己的需求，寻求支持，恢复好身体，树立良好的自我形象，并学会放松和调节情绪。通过这些方法，妈妈可以逐渐走出抑郁的阴影，重新找回自我价值和幸福感。

如果妈妈在产后情绪和身体都不佳的状态下，还总是忽略自己的需求，爸爸就要帮助妈妈找回自我，找回那个青春、靓丽的"小女孩"。

科学哺乳：预防哺乳的不适感

哺乳对于新妈妈来说是很棘手的一个问题，对那些患有产后抑郁的妈妈来说更是如此。谈到哺乳，生理的、心理的、社会的、自身的问题都会阻碍妈妈顺利哺乳，而且，这些问题往往会引起强烈的情绪反应。虽然还没有确凿的证据证明哺乳问题会导致产后抑郁、焦虑，但许多经历过产后抑郁的妈妈都认为哺乳问题是一个重要的诱因。

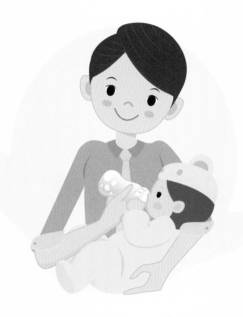

哺乳的压力

很多爸爸对这个问题很不理解，觉得不就是给宝宝喂奶吗？能有什么压力？但是很多新妈妈会说，医院工作人员、家人、朋友、邻居，特别是老公、婆婆都让自己感受到了压力，所有人都希望她用母乳喂养宝宝。

如果因为一些原因，导致新妈妈不能用母乳喂养宝宝，一些新妈妈可能会感觉自己很失败，会非常内疚、情绪低落、焦虑等，宝宝哭了或者饿了的时候，这种负罪感还会加重。

新妈妈会感觉自己的宝宝输在了起跑线，从此"不健康了"，自己不是一个合格的妈妈，再加上周围的人也会反复提到不能母乳喂养的问题，或者谁家的妈妈用母乳把宝宝喂养得多好多好，都会在无形中给新妈妈增加很多压力。

缓解哺乳的压力

爸爸一定要和妈妈说，不能哺乳的新妈妈有很多，不能吃母乳的宝宝有很多，母乳和奶粉混合喂养的宝宝也有很多，他们都健康长大了！

能不能母乳喂养不是妈妈自己决定的，其中原因多种多样，比如，妈妈患了乳腺炎、肺炎，或者正在感冒吃药等，爸爸一定要让自己的老婆放宽心。

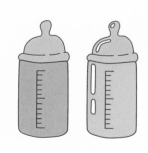

关于哺乳的现实问题

一些新妈妈是完美主义者，或者容易焦虑，就会觉得哺乳的压力很大，因为无法知道宝宝到底吃了多少，有没有吃饱，这令新妈妈很不安。

如果你的老婆有这样的想法，这是非常正常的。很有可能新妈妈还不够了解母乳喂养的常识。母乳喂养是需要按需喂养的，而不是按量来喂养，也就是说，喂养并没有固定的次数和时间，当宝宝饿了时就可以喂宝宝。爸爸可以让老婆把母乳吸出来放在冰箱里，这样老婆就可以出去逛街、和闺蜜聊天或者工作了。

还有一些新妈妈觉得哺乳让她失去了自我，因为哺乳的缘故，需要时时刻刻跟在宝宝身边，完全没有自己的时间，而且因为哺乳，新妈妈的饮食结构和习惯改变了，还可能被老一辈要求吃一些没有滋味的、让人发胖的食物，喝一些没有咸味的、飘着厚厚一层油的汤，让人难以忍受！其实，大补特补没有必要，而且多数新妈妈身体比较虚弱，可能会出现虚不受补的情况。此时，需要遵循以流食或半流食开始、少吃多餐、荤素搭配、适当补充体内水分、清淡适宜易消化的原则。

轻松背奶这样做

妈妈可以试着做一位背奶妈妈，这样既不用时时刻刻待在宝宝身边，宝宝也不会饿着，不用担心充足的奶水被浪费，还能降低乳腺堵塞的风险。

齐全的背奶装备会让妈妈更加轻松顺利，需要准备的包括以下几样。

吸奶器：手动吸奶器便于携带，但吸奶的效率低一些；电动吸奶器操作方便，效率更高，但不方便携带。

储奶袋：储奶袋上有刻度标记，还有记录条可以记录储存的日期。适合作为冷冻的储存工具。

保温包和蓝冰：两个都是保冷的工具，搭配使用能够长时间保持母乳新鲜（蓝冰需要前一天放在冰箱里冻起来）。如果妈妈在家，可以直接放在冰箱冷冻层里储存。

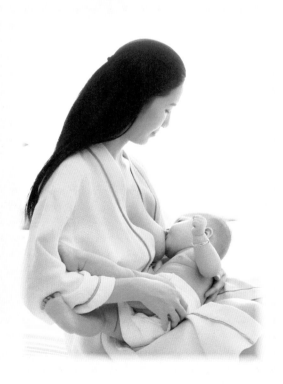

科学母乳喂养是王道

如果新妈妈母乳很充足，只是因为对母乳喂养知识的缺乏，或者非科学哺乳产生的问题而焦虑的话，那解决办法很简单，爸爸学习一下如何帮老婆科学哺乳就好啦！

母乳喂养虽然主要执行人是新妈妈，但是爸爸也不能置身事外。当母乳喂养遇到问题时，新爸爸要帮着老婆想办法，多宽慰老婆，让她放松心情。新妈妈哺乳时，新爸爸可以为老婆准备热水、毛巾、吸奶器等。喂奶后，爸爸可以抱起宝宝，给他拍嗝。

开奶

开奶是哺乳妈妈需要面临的第一个问题。新妈妈要尽可能早开始第一次母乳喂养，越早开奶，就越有利于乳汁的分泌。

前奶

每次喂奶时，先吸出来的奶叫"前奶"。前奶较稀薄，富含水分、蛋白质，宝宝吃了前奶，能获得足够的水分和蛋白质。

后奶

前奶以后的乳汁，色白且比较浓稠，称为"后奶"。后奶富含脂肪、乳糖和其他营养素，能提供热量，使宝宝有饱腹感。让宝宝既吃到前奶又吃到后奶，才能为他提供全面的营养。

夜奶

夜奶即夜间给宝宝吃奶，这对于 3 个月内的宝宝而言是很正常的。因为宝宝的胃容量小，母乳又容易消化，宝宝更容易在夜间醒来。

初乳

产后 7 天内分泌的乳汁，称为初乳。"初乳赛黄金"，它含有宝宝所需的全部营养成分，能保护宝宝免受细菌和病毒的侵袭。有些新妈妈的初乳会稀薄，甚至和水一样，但这样的初乳同样含有珍贵的营养成分和抗体。所以，水样的初乳也不能舍弃。

不排空乳房：有些妈妈认为不排空乳房可以保持乳汁的分泌，这是错的。乳房如果长时间不排空乳汁，容易导致乳腺炎等疾病，因此，哺乳后应该尽量排空乳房。

多喝浓汤可下奶：油腻汤品脂肪含量高，摄入过多会影响乳汁的质量和妈妈的健康。

按需哺乳

母乳喂养的宝宝，吃奶时间应该由宝宝自己决定，尤其是在宝宝出生后的第一个月里。宝宝什么时候想要吃了，妈妈就需要及时哺喂，不严格限制喂奶的时间间隔。

断奶

断奶是指不再给宝宝吃母乳，断奶的时间没有特别明确的规定，要根据宝宝吃辅食和身体发育的情况来决定是否断奶，一般宝宝在 1 岁左右断奶。断奶要有计划、分阶段地进行，最好能够使宝宝自然离乳，切忌采用强行将母婴分离的断奶方式。

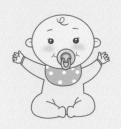

催奶

当妈妈的乳汁供应不能满足宝宝需求时，即宝宝体重增长达不到标准时，就需要采用一些办法来催奶了。催奶的方法有很多，而让宝宝频繁地吸吮乳房是很好的一种方法。

奶阵

在哺乳时期，新妈妈会突然感到乳房隐约膨胀且伴有乳汁轻射状或快速滴水状流出，这就是奶阵。如果此时宝宝正吃着奶就会听到他大口大口吞咽的声音。此时，用手按压乳头片刻，可以阻止奶水继续外流。有些妈妈乳头奶孔多，奶阵来时，宝宝来不及吞咽会哭闹不吃或引起呛咳。此时，妈妈可以用食指和中指一起夹住上下乳晕部位，减缓乳汁的流速，避免宝宝呛咳。

帮助老婆做好哺乳的准备

如果说身体准备是母乳喂养的"硬件"，那么心理准备则是必不可少的"软件"。爸爸一定要提前帮新妈妈着手准备。

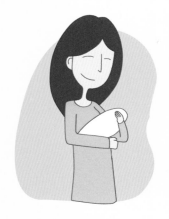

心理准备

爸爸一定要先让老婆了解哺乳是一个非常自然的过程，她与生俱来具有哺育宝宝的天性，这也是妈妈的伟大权利。怀孕之后，她的乳房已经在为哺乳做准备了，乳腺中发生的各种导致乳汁生成的奇妙变化都是妊娠的自然结果，妈妈无须担心，只要放松心情，为宝宝送去爱的乳汁即可。 当然，爸爸一定要让新妈妈坚信自己会是一位优秀的母乳宝妈，这也是母乳喂养成功的第一步。

及早哺乳很重要

之前爸爸已经了解到开奶是怎么一回事儿，一般情况下，如果分娩时妈妈、宝宝一切正常，30 分钟后就可以开奶。因此，建议新妈妈产后 30 分钟内开始哺乳。

宝宝在出生后 20~30 分钟，吸吮反射最为强烈。如果错过了这个黄金时间，宝宝的吸吮反射会有所减弱。及早开奶有利于母乳分泌，不仅能增加泌乳量，而且可以促进乳腺管通畅，防止涨奶及乳腺炎的发生。

新生儿也可通过吸吮和吞咽促进肠蠕动及胎便的排泄。同时，早喂奶还能及早地建立起亲子感情。

老婆抑郁或者焦虑，她应该停止哺乳吗

由于激素的变化，一些新妈妈在停止母乳喂养时感觉更好。但也有些新妈妈由于激素变化而停止母乳喂养后感觉更糟。

任何考虑断奶的妈妈，特别是患有产后抑郁的妈妈，应该非常缓慢地减少母乳喂养，避免突然断奶。

爸爸，停止母乳喂养的决定应该由你、你的老婆和医生共同做出。停止母乳喂养的决定从来不是一个容易的决定。但记住这一点，无论如何，你的宝宝都会没事的。

哺乳前的准备

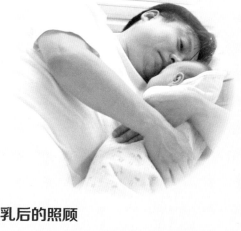

喂奶前，爸爸花几分钟做些小的准备工作，可以让老婆更加从容地哺乳。

环境准备：确保哺乳环境安静、舒适且私密，拉上窗帘或调整室内光线，使光线柔和不刺眼。如果有条件，可以播放柔和的音乐或白噪声，帮助营造放松的氛围。

物品准备：准备透气、吸汗、宽松的哺乳衣。

让老婆在哺乳前用温的湿毛巾擦拭乳头及乳晕，并用手进行按摩，使乳腺充分扩张。

准备两片防溢乳垫，防止另一侧乳房溢出乳汁。

为宝宝换上一块干净的尿布或纸尿裤，防止宝宝吃奶时尿尿或排便。

准备一个吸奶器，在宝宝吃饱后，让老婆吸出剩余乳汁，这更有利于乳汁分泌，并且不易患乳腺炎。

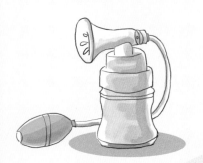

爸爸的帮助会让老婆感觉很贴心，心情也会变得更好。

哺乳后的照顾

拍嗝与安抚：在哺乳结束后，爸爸可以将宝宝竖抱起来拍嗝，注意手法要轻柔且稳定。如果宝宝还未入睡，爸爸可以抱着宝宝或哼唱歌曲，帮助宝宝安静下来。

清理与整理：清理哺乳过程中可能弄脏的物品，如哺乳巾、纸巾等，并整理好周围的环境。同时，可以询问妈妈是否需要补充一些水分或食物，以确保她的身体得到及时的营养补充。

照顾其他孩子：如果家里还有其他孩子，爸爸可以负责他们的日常照顾和教育，减轻妈妈的负担。

通过这些细致入微的照顾和支持，爸爸不仅能够帮助新妈妈度过哺乳的难关，还能增进夫妻之间的感情，为宝宝营造一个温馨、和谐的家庭环境。

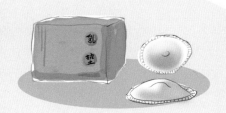

哺乳姿势要正确

新妈妈第一次哺乳,心里肯定很忐忑,如果新妈妈哺乳姿势不正确,那么她可能会腰酸背痛,还会导致宝宝吃不好奶,甚至不愿吃奶。所以,爸爸先掌握好理论知识,到时候就可以帮助老婆摆好哺乳姿势了。

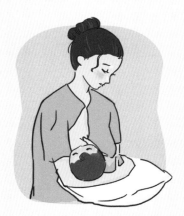

摇篮式

妈妈坐在床上或椅子上,用一只手臂的肘关节内侧支撑住宝宝的头,让他的腹部紧贴住妈妈的身体,用另一只手托着乳房,将乳头和大部分乳晕送到宝宝口中。

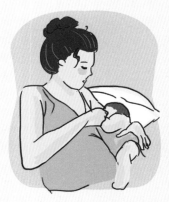

半卧式

在宝宝头下垫两个枕头,帮助妈妈把宝宝抱在怀中,一只手托住宝宝背部和臀部,另一只手帮助宝宝吃奶。

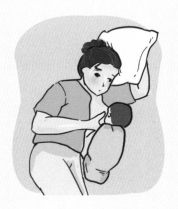

侧卧式

妈妈先侧躺,头枕在枕头上,然后让宝宝在面向妈妈的一方侧躺,让他的嘴和妈妈的乳头呈一直线,用手托着乳房,送到宝宝口中。

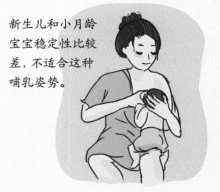

新生儿和小月龄宝宝稳定性比较差,不适合这种哺乳姿势。

鞍马式

宝宝骑坐在妈妈的大腿上,面向妈妈,妈妈用一只手扶住宝宝,另一只手托住自己的乳房。注意,这种哺乳姿势适合大月龄、体重较重的宝宝。

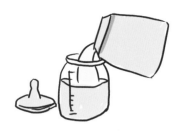

不宜挤掉前奶

有些人认为前奶色淡质稀没有营养，所以要挤掉前奶，直接让宝宝喝后奶。事实上，前奶中不仅含有营养物质，还含有大量的免疫球蛋白，是宝宝身体免疫力的重要来源，切不可抛弃前奶。

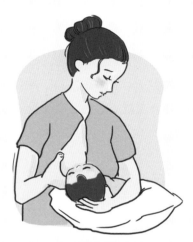

交叉摇篮式

交叉摇篮式和传统的摇篮式其实是有区别的。当宝宝吸吮左侧乳房时，是躺在妈妈右胳膊上的。妈妈的右手扶住宝宝的脖子，左手可以自由活动，帮助宝宝更好地吸吮。

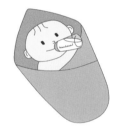

全母乳宝宝不宜喝水

一般母乳喂养的宝宝都不需要额外补充水，因为母乳中含有充足的水分，通常已能满足宝宝的需要。不过，如果天气干燥，宝宝嘴唇发干，表明宝宝需要补水，可在两次母乳间隔中用小勺喂两勺温水。

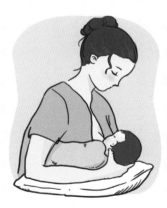

足球式

让宝宝躺在床上，将宝宝置于手臂下，头部靠近胸部，用前臂支撑宝宝的背，让宝宝的颈和头枕在妈妈的手上。然后在宝宝头部下面垫上一个枕头，让宝宝的嘴能接触到乳头。

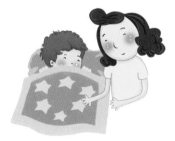

不宜让宝宝含乳头睡觉

宝宝含着乳头睡觉，既影响宝宝睡眠，也不易养成良好的吃奶习惯，而且乳房堵着鼻子容易造成窒息，也可能导致乳头破裂。新妈妈晚上喂奶，最好坐起来抱着宝宝哺乳，结束后，再将宝宝安置好。

帮助老婆预防哺乳不适感

对新妈妈来说，哺乳这件事本身就是既复杂又痛苦的事情，如果新妈妈在哺乳期间得了乳腺炎或者其他乳房疾病，那么这个痛苦就加倍了。所以，预防新妈妈产后乳腺疾病很重要。

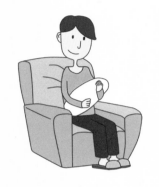

预防乳头破裂

新妈妈在给宝宝哺乳的时候，如果哺乳方式不正确，很容易造成乳头破裂。所以，除了保证新妈妈哺乳的姿势要正确外，爸爸要提前告诉老婆，不要让宝宝含着乳头睡觉。哺乳结束后，新妈妈可用少许乳汁涂抹在乳头上，最好在宝宝刚吃过奶的时候涂抹。

如果已经发生乳头破裂，妈妈也尽量不要停止哺乳。每次喂奶前先做乳房按摩，先喂没有乳头破裂的乳房，再喂有乳头破裂一侧的乳房。

喂奶结束时，挤出一些乳汁涂抹在破裂的乳头表面，再戴上合适的乳罩，改善乳房血液循环，很快破裂就会痊愈了。

睡梦中也要保护好乳房

新妈妈的睡卧姿势不当也会引起乳房的不适，加剧疼痛，甚至引发炎症。

新妈妈在清醒状态下，自然会很好地保护乳房，可是入睡以后就很难注意了。这就要求新妈妈在睡卧前做好保护乳房的准备工作。应做到以下三点。

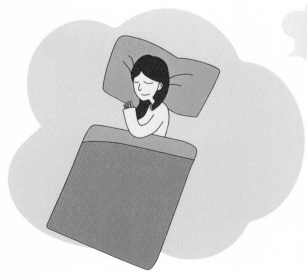

不要俯卧。

侧身而睡时切勿使乳房受压。

睡觉时勿穿过紧的内衣。

帮助老婆积极预防乳腺炎

产后的 1 个月内是急性乳腺炎的高发期。爸爸应该帮老婆积极预防，注意乳房卫生。

预防哺乳期急性乳腺炎的关键在于避免乳汁淤积，防止乳头损伤，并保持乳头清洁。哺乳后应及时清洗乳头，加强卫生保健。孕期如果有乳头内陷，可经常挤捏、提拉进行矫正；产后养成定时哺乳的习惯，不让宝宝含着乳头睡觉；每次哺乳时尽量让宝宝把乳汁吸空，如果有淤积，可按摩或用吸奶器排尽乳汁；同时，注意宝宝的口腔卫生。当乳头有破损时，需及时治疗。

预防涨奶

如果涨奶时间很长，宝宝又吸不出来奶的时候，爸爸可以让老婆及时用吸奶器吸空乳房，防止乳汁积聚，引发乳房不适或乳腺炎。也可以让老婆试试站着洗个热水浴，有助于"清空"乳房。

正确离乳

有一部分妈妈断奶后有患上产后抑郁的风险，从心理学的观点上看，给宝宝断奶会让妈妈产生失落感，意味着妈妈再也不会与宝宝有那么亲近的感受。所以爸爸要有一个预期，在老婆决定断奶前，可以反复地和老婆说明即使老婆给宝宝断奶了，对宝宝来说，妈妈依然是最亲近的人。

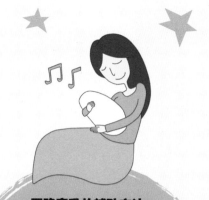

正确离乳的辅助方法

在断奶过程中，可以采用一些辅助方法，如分散宝宝的注意力，用玩具或游戏来减少宝宝对母乳的渴望。同时，妈妈也要保持心情放松，不要过于在意断奶的过程。最后，提醒爸爸妈妈在断奶过程中要给予宝宝足够的关爱和支持，让他感受到家人的温暖和陪伴。这样可以帮助宝宝更好地适应断奶带来的变化。

给宝宝离乳，最重要的是循序渐进。

首先，逐渐减少喂奶次数，可以从白天开始，逐渐延长到晚上，直到完成断奶。

其次，在宝宝想要喝母乳的时候，可以用其他食物或奶粉来替代，使宝宝逐渐减少对母乳的依赖。同时，引导宝宝喜欢上辅食，让他在心理上把断奶当作一个自然过程。

另外，注意宝宝的身体状况，确保在断奶前他的身体状况良好，消化功能正常。如果宝宝出现哭闹等情绪问题，爸爸妈妈要耐心引导，帮助宝宝度过适应期。

产后恢复操：让身体和心情一起活跃起来

看着那些女明星产后复出依然是原来的身材，有些新妈妈可能会因为自己没有恢复到和原来一样的身材而烦恼。其实妈妈不必烦恼，女明星都是有专业营养师和运动教练帮忙调理的，作为普通人的我们，身材恢复的周期可以长一些，能够在家做的产后恢复操、瑜伽等运动就是不错的选择，它能够帮助妈妈慢慢恢复身材和健康。在生理层面，运动还能增加内啡肽的释放，而内啡肽这一物质会刺激脑内"感觉非常棒"的区域。很多新妈妈会发现，运动后自己会感觉放松，内心很平静。

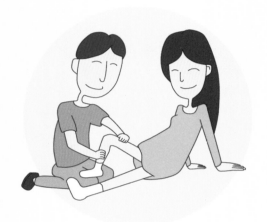

什么时间开始运动好

通常人们建议产后新妈妈至少6周以后再开始锻炼，尤其对经历了剖宫产的新妈妈来说，需要和医生沟通后再决定什么时候开始运动。

如果新妈妈的生产过程非常顺利，并且4周后状况良好，也可以根据医生的建议尽早开始恢复运动。即使新妈妈产前不经常锻炼，从现在开始锻炼也是一个好主意。

这些运动更适合新妈妈

新妈妈开始运动的时候进度要缓慢，一步一步加强，爸爸可以每天陪老婆散步10分钟，逐渐增加时长。随着身体适应，可以适度提升运动强度，比如去健身房锻炼。如果新妈妈不愿意去健身房，那么下面这些活动也可以作为锻炼的内容。

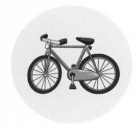
骑自行车

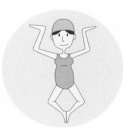
游泳

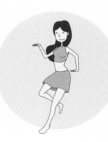
跳舞

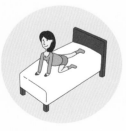
瑜伽

运动助老婆子宫和骨盆恢复

通过适度的运动锻炼，可以有效促进子宫的收缩和恢复，帮助身体更快地回到产前状态。同时，运动还能加强骨盆周围肌肉的力量和弹性，对改善产后腰疼、骨盆松弛等问题有显著效果。爸爸可以提醒妈妈选择瑜伽、普拉提等锻炼方式，让身体在运动中逐步恢复。

恢复好子宫，让老婆更美丽

子宫在女性健康中扮演者着关键角色，不仅与生育功能紧密相连，更与整体健康状态紧密相连，新妈妈想要拥有好肤色、好气色，想要拥有健康的身体和和谐的性生活，首先就要照顾好子宫。然而，产后新妈妈的身体发生很大的变化，尤其是子宫的变化更为显著。

如果在月子期间，新妈妈重视子宫的恢复，子宫便能恢复得更好，甚至超过孕前的状态。这就是为什么有的新妈妈出了月子期，皮肤会变得更加光滑，气色也更加红润的原因。

一起来看看如何通过适当的运动帮助产后子宫恢复吧。产后，妈妈可以选择一些强度较低的运动，比如散步、瑜伽或者专门的产后恢复操，这些运动能够促进血液循环，帮助子宫收缩和恢复。另外，做提臀收胯运动也是一个不错的选择，这种运动能够促进子宫的血液循环，使臀部和胯部肌肉更加紧致，对子宫的恢复也有很大的帮助。

子宫的变化

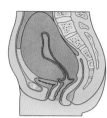

在分娩刚刚结束时，因子宫颈充血、水肿，会变得非常柔软，子宫颈壁也很薄。一周之后才会恢复到原来的形状。

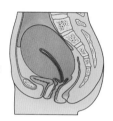

产后第二周，子宫颈内口会慢慢关闭。

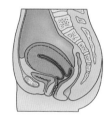

产后第三周，子宫基本收缩完成，恢复到骨盆内原有位置。

- -

此时，新妈妈应该坚持做产褥体操，以促进子宫、腹肌、阴道、盆底肌的恢复。到第五周的时候，顺产的新妈妈子宫已经完全恢复到产前大小，剖宫产的新妈妈可能会比顺产的新妈妈恢复稍晚一些。

老婆这样做，有助子宫复位

产后第二周是子宫收缩至孕前状态的关键时期，也是产后瘦身的重要时刻，此时对腹部进行按摩，可帮助新妈妈的子宫复位。按摩腹部的方法虽然简单，但是对子宫和骨盆腔的收缩有很大的帮助，新妈妈可早晚各做 3~5 分钟。

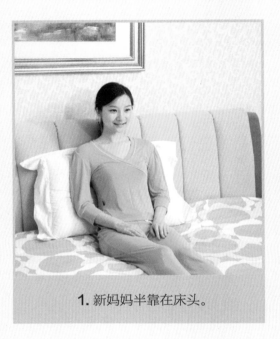

1. 新妈妈半靠在床头。

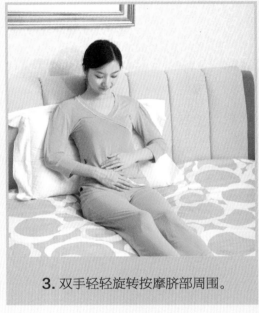

3. 双手轻轻旋转按摩脐部周围。

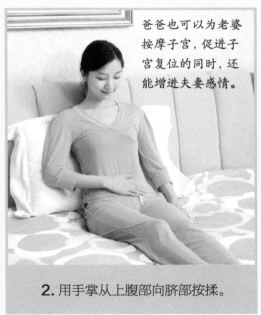

爸爸也可以为老婆按摩子宫，促进子宫复位的同时，还能增进夫妻感情。

2. 用手掌从上腹部向脐部按揉。

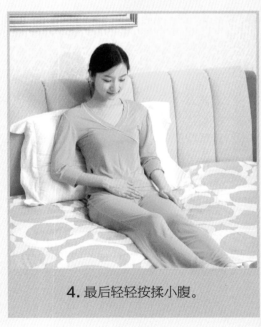

4. 最后轻轻按揉小腹。

运动助老婆恢复骨盆

新妈妈因为生理上的改变，可能出现骨盆过宽、骨盆前倾等问题，易产生不良的体态，而产后又因经常抱宝宝使这些问题更加严重。骨盆异常易导致新妈妈体形走样，影响新妈妈的身心健康。所以，爸爸绝对不能忽视老婆的骨盆问题，而解决这个问题的根本之道是利用运动来矫正不良姿势。

借助分娩球矫正骨盆。下面这套健身操就是利用分娩球收缩骨盆，以达到瘦臀、平腹的减肥效果，还能使臀部肌肉紧实，帮助子宫和阴道复原。产后骨盆恢复操一定要注意运动时间和强度，避免过度运动，导致身体劳损。

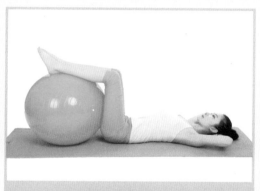

1. 仰卧，双腿放在分娩球上面做腹式呼吸。

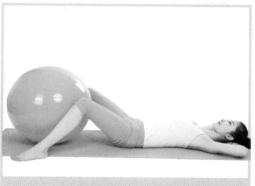

3. 用两个膝盖夹紧分娩球，同时收缩肛门，反复进行 10 次。

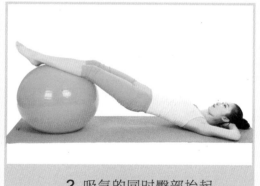

2. 吸气的同时臀部抬起，保持 5 秒，放松。

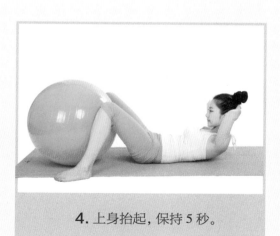

4. 上身抬起，保持 5 秒。

胸部健美操

　　爸爸，你知道吗？哺乳期的乳房呵护可以预防乳房下垂。由于在哺乳期内的妈妈乳腺内充满乳汁，重量明显增大，更容易加重下垂的程度，所以哺乳期要注意保护老婆的乳房。停止哺乳后更要注意乳房呵护，以防乳房突然变小、变松弛，加重下垂症状。

　　此时，新妈妈可以利用胸部健美操来让乳房恢复往昔的美丽和挺拔。

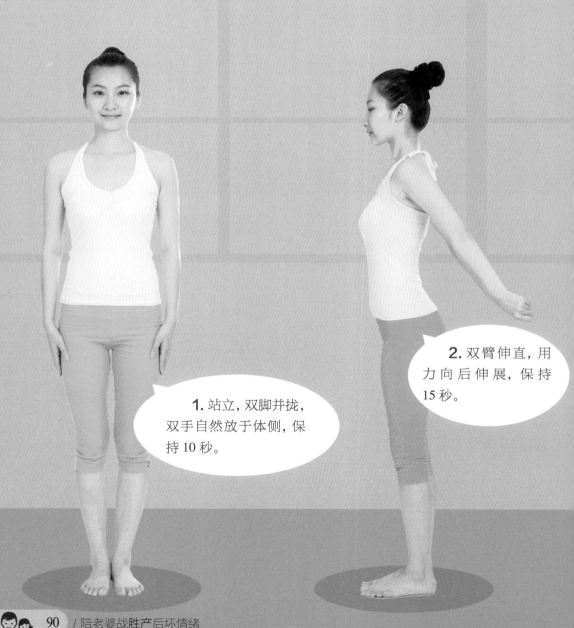

1. 站立，双脚并拢，双手自然放于体侧，保持 10 秒。

2. 双臂伸直，用力向后伸展，保持 15 秒。

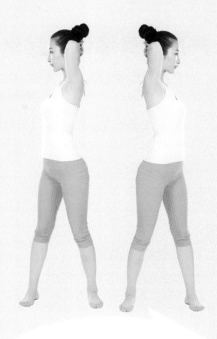

3. 向前弯腰，双手放在膝上，上身尽量向前，背部保持挺直并收缩腹部，保持 15 秒。

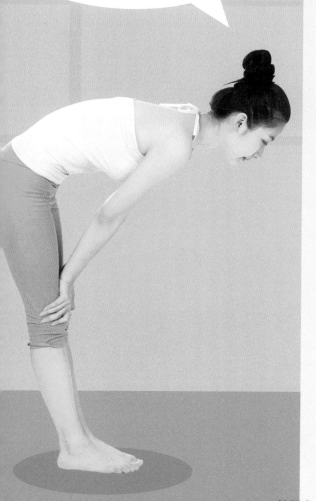

4. 双脚分开，两手抱住后脑勺，身体向左右各转 90°，重复 20 次。

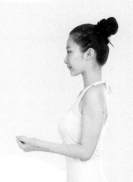

5. 双手握拳，掌心朝上，贴紧身体，屈双臂成 90°，并尽量抬高双臂，保持 10 秒。

产后瘦身瑜伽练起来

　　产后想瘦身，练习瘦身瑜伽是一个很好的办法。瘦身瑜伽不仅有助于减轻体重，更有助于恢复身体功能，提升整体健康水平，对产后新妈妈来说具有多方面的意义。

　　需要注意的是，产后练习瘦身瑜伽应根据个人身体状况和恢复情况来选择合适的动作和强度，避免过度运动造成身体损伤。建议在专业瑜伽老师的指导下练习，以确保安全和效果。

简易脊椎扭动式

每侧身体做 6~8 次。

　　让妈妈坐在垫子上，两腿向前伸直。两手平放在垫子上，略微在臀部的后方，两手手指向外伸展。

　　右脚放在左膝的外侧，左手放在右腿外侧，并把右手掌进一步伸向背后。吸气，尽量把头转向后方，从而扭动脊柱。闭气，保持这个姿势几秒钟。然后呼气，把身体转回原位。扭动时动作要缓慢，细细体会因扭动给背部带来的感觉。

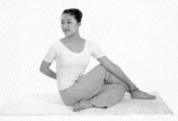

收腹收束法

做完一次练习后休息片刻，重复 3~5 次。

　　选择一种瑜伽坐姿，双手放在两膝上，全身放松，用腹式呼吸法彻底地呼吸。

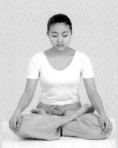

　　呼气，然后闭气，闭气的同时把腹部肌肉向内和向上收缩，尽量长久地保持这个姿势。慢慢放松腹部肌肉，然后吸气。

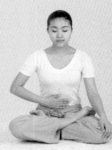

做瑜伽

爸爸可以扮演重要的辅助角色，为老婆提供支持，通过记录进步以及了解瑜伽知识等方式来辅助老婆。这些举措不仅能够增强夫妻间的互动和感情，也有助于老婆更好地完成产后瘦身瑜伽的练习，恢复身体健康和自信。爸爸还可以帮助老婆营造一个良好的环境，比如，准备一些舒缓的音乐，帮助老婆更好地放松身心。有条件的话，还可以为老婆准备一间单独的房间练习。

腰转动式

重复4~6次。

站立，分开两腿大于双肩，以感到舒适为限。吸气，两臂自两侧举起，与地面平行。左手放在右肩上，上身转向右方，并将右臂放到背后或左腰，眼睛看右肩方向。在此过程中正常呼吸。吸气，双手打开，手臂平行，身体回到正中。换方向重复上述动作。

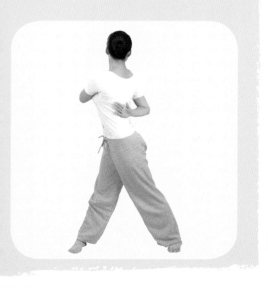

屈腿旋转式

做8~10次后停止，再做8~10次反方向旋转运动。坚持做2~3组。

仰卧、屈膝，大腿和地面成90°，双手放在体侧。用髋关节的力量让两腿在胸前画圆圈，头部和身体其余部分都保持平贴地面。在旋转时两腿放松，并旋转到自己能承受的最大程度。

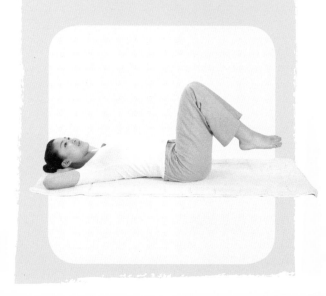

侧角伸展式

　　这套动作能最大限度地拉伸身体肌肉，不仅能瘦小腿，还能拉伸双臂、肩部和腰背部的肌肉。如果做不到标准动作也没关系，多练习几次，一样能达到拉伸的效果。

提前看过来

练习时长：不超过 15 分钟
练习场合：家中或户外
辅助工具：瑜伽垫和瑜伽砖
练习强度：初级

　　1. 双臂侧平举，双脚分开一腿长，左脚尖稍内扣，右脚 90° 向外旋转。右脚脚跟对准左脚脚心。

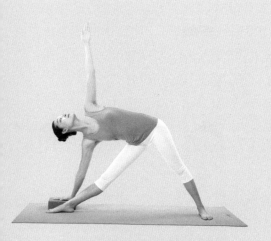

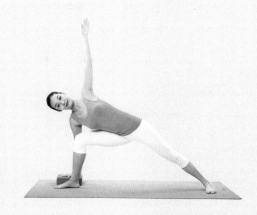

2. 骨盆和躯干朝向正前方。吸气，右手带动身体向右侧拉伸。呼气，右手下落，放置于右脚外侧的瑜伽砖上。吸气时向上延伸脊椎，两膝上提，右大腿收紧。

3. 呼气，弯曲右膝，膝盖位于脚踝正上方。右手小臂与右小腿重合，找到相对抗的力量。

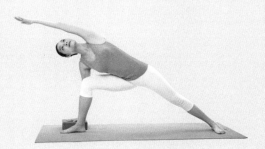

运动注意事项

伸展瑜伽的动作要领就是幅度要大，背部、四肢都要伸直，并配合呼吸运动。整体动作以不超过 15 分钟为宜。

如果身体允许，爸爸可以提醒妈妈休息一会儿再继续做一遍。运动中途感到不舒服要立即停止。如果妈妈觉得动作不容易达到标准，可以幅度小一些，时间短一些，循序渐进。

4. 左臂向耳朵方向伸展。收回时，吸气，左臂向上带起上身，右手臂平伸，恢复初始动作，伸直膝盖，呼气时，双手下落。重复做另外一侧。

三角转动式

这套动作能最大限度地拉伸腿部肌肉，有效消除腿部的水肿和赘肉，让腿部线条更修长。在转动时还能充分调动腰部肌肉，塑造纤细的腰形。不仅如此，还能拉伸手臂肌肉，活动肩背，收紧肩背线条。不要小看这套动作，这样运动可以让全身都瘦。

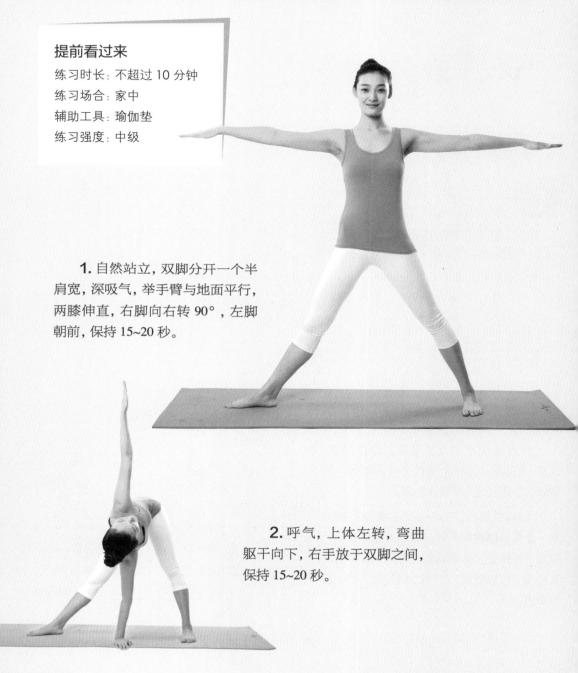

提前看过来

练习时长：不超过 10 分钟

练习场合：家中

辅助工具：瑜伽垫

练习强度：中级

1. 自然站立，双脚分开一个半肩宽，深吸气，举手臂与地面平行，两膝伸直，右脚向右转 90°，左脚朝前，保持 15~20 秒。

2. 呼气，上体左转，弯曲躯干向下，右手放于双脚之间，保持 15~20 秒。

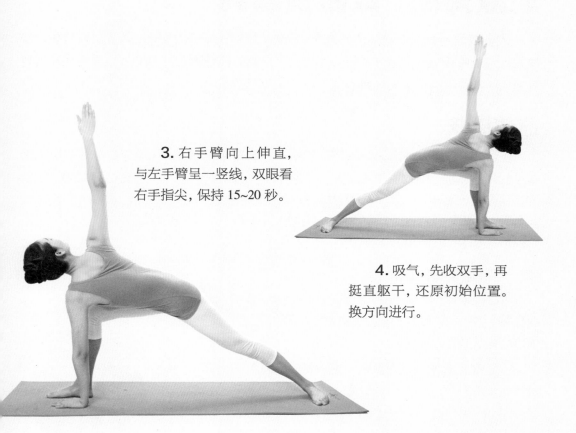

3. 右手臂向上伸直，与左手臂呈一竖线，双眼看右手指尖，保持 15~20 秒。

4. 吸气，先收双手，再挺直躯干，还原初始位置。换方向进行。

运动注意事项

　　新妈妈在刚开始做时可能感觉有些困难，不要太勉强，能做到什么程度就做到什么程度，让身体慢慢适应，坚持练习，动作就会越来越标准，效果也会越来越好。但整体的运动时间以不超过 10 分钟为宜。如果身体允许，可以稍微休息一会儿再继续做。做完后可轻拍双臂、双腿，帮助肌肉放松。

还原美丽：变白变漂亮

大多数的新妈妈会面临皮肤变黄、发胖、脱发等身体的变化，很多妈妈曾说："身体的疼痛咬咬牙就挺过去了，但外表的变化是真的接受不了。"所以，体重增加和对自身形象的担忧成为很多新妈妈心情不好、焦虑的诱因。

改善皮肤

在孕期，有些准妈妈怕护肤产品使用不当会对宝宝造成不利影响，就很少或者根本不使用护肤品，导致肌肤长时间处于缺少水分和营养的状态。加之产后新妈妈的新陈代谢变慢，体内的毒素无法顺利排出，造成了黑色素的沉积，所以，很多新妈妈的脸色会有些发黄。爸爸这时候可以给妈妈挑选适合孕产人群的保湿和改善肤色的护肤品，妈妈皮肤变好，心情也会变好。

吃一些有益于美白的食物

可以让新妈妈吃一些利于皮肤新陈代谢的食物，比如薏米、西红柿、橙子、柑橘等，这些食物富含多种维生素，利于皮肤新陈代谢，具有很好的美白肌肤的作用。

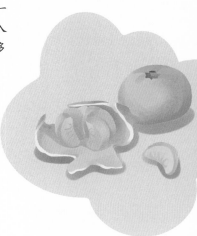

补充维生素 C，能减少黑色素形成，滋润肌肤，并发挥抗氧化作用，预防肌肤过早老化。同时食用一些富含膳食纤维的食物，比如芹菜、西红柿、白萝卜等，能够促进排便，减少色素沉着，起到辅助美白的效果。

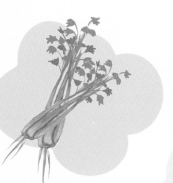

患有糖尿病的妈妈，一定要控制好水果的摄入量，不可为了美白过多食用水果。

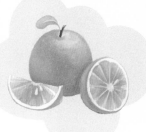

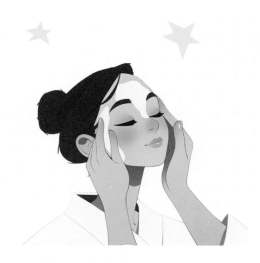

橄榄油护肤法

大多数爸爸可能不知道，橄榄油也是很好的保湿护肤品。洁面后，爸爸可以倒五六滴橄榄油于掌心，搓热后均匀涂抹在老婆的面部，并加以按摩，帮助皮肤吸收橄榄油。之后用热毛巾敷脸，使毛孔扩张，让皮肤充分吸收橄榄油，帮助皮肤补充水分，让皮肤湿润。另外，橄榄油还有延缓衰老、增强皮肤弹性的作用。

产后也能敷面膜

在宝宝睡着时，敷个面膜，不仅能够帮助新妈妈肌肤恢复到好状态，还能缓解疲劳和压力。爸爸别忘了帮老婆买面膜哦！

爸爸如果不知道选什么样的护肤品的话，可以选择温和的弱酸性护肤品，弱酸性更接近皮肤的 pH 值，并且安全无刺激，能杀菌消毒、控油保湿。如果还是担心，可以选择哺乳妈妈专用的洁面、护肤产品。

面膜里的化学成分会进入人体，影响乳汁吗

其实产后新妈妈是可以敷面膜的，但是需要注意：不要用刚敷完面膜的脸去接触宝宝，特别是敷完面贴式面膜。因为面部会残留部分面膜液体，虽然通常无害，但此时宝宝的皮肤娇嫩，易过敏。

为了消除担心，妈妈可以选择一些天然成分的面膜，比如，以新鲜水果汁或蔬菜汁为原料制作的面膜，以达到保湿的效果。

产后敷面膜注意事项

避免过敏：由于产后身体的抵抗力比较弱，容易对面膜一类的护肤品产生过敏，因此在使用新的面膜产品前，应取一点面膜敷料抹在手背或者耳朵背后进行过敏试验，没有红痒反应后再敷在脸上。

面膜温度：在敷面膜之前，建议将面膜用温水稍微加热一下，避免冰凉的面膜敷在脸上引起面部的不适。

时间选择：尽量选择宝宝睡觉的时间用面膜，这样等宝宝醒了，面膜也吸收得差不多了，不用担心会让宝宝接触到。

贴心爸爸的自制面膜

很多妈妈在产后敷面膜会发现原本"坚强"的皮肤，居然用完面膜后过敏了。可是不用面膜，皮肤状态太差，该怎么办才好？先别着急，爸爸可以试试自制面膜，天然无刺激，安全放心，效果还不错。

红糖面膜

在锅中倒入 200 毫升矿泉水，然后加入 70 克红糖，大火熬煮，直到成为胶状。

等糖胶冷却后，厚厚地涂抹在脸上，15 分钟后用温水洗净即可。

红糖含有丰富的营养物质，有助于维持皮肤水分，有很好的排毒效果。

红糖还可以和红茶搭配做成面膜，能够增加皮肤弹性和活力，兼具除皱、滋润的双重功效。具体做法为：红茶、红糖各两勺，面粉、矿泉水各适量。红茶和红糖一并加水煎煮 10 分钟，取汁。静置降温，等到温热时加入面粉搅匀。

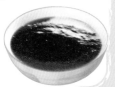

胡萝卜甘油面膜

将 1 根胡萝卜榨汁，加入 5 毫升甘油拌匀。

洁面后，取 1 张面膜纸浸透胡萝卜汁，静敷面部 15~20 分钟，用温水洗净即可。

这款面膜建议每周使用一两次，可预防肌肤粗糙、淡化雀斑。新妈妈每周坚持敷一两次，数月就能看到淡斑效果。

胡萝卜对于劳累造成的粗糙肌肤可起到美肤的作用。

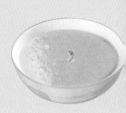

自制面膜最好现做现用，不能久放。尤其是夏天，高温会让细菌疯狂繁殖，时间越久，细菌繁殖得越多。因此，尽量一次用完。

橄榄油蜂蜜面膜

将 30 毫升橄榄油倒入锅中，加热到 37℃左右，然后加入适量蜂蜜，搅拌均匀。

等温度降下来后，将面膜纸放入浸泡，敷在脸上，约 15 分钟后用温水洗净。

这款面膜可以补水、防止皮肤衰老、消除皱纹，适合皮肤干燥的新妈妈。每周敷一两次即可。

橄榄油的黏性较强，对皮肤有很好的吸附力，可防止皮肤水分蒸发。

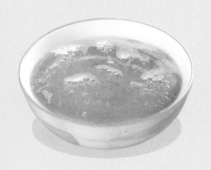

细盐蛋清面膜

将蛋清分离出来，与盐充分搅匀，再放入面膜纸浸泡。

洁面后，将面膜纸敷在脸上约 15 分钟，揭下后以温水冲洗干净。

这款面膜可收缩毛孔，适合中油性皮肤。坚持每周使用一两次。

富含维生素 C、维生素 E 以及蛋白质的食物有很好的淡斑效果。这些食物除了可以直接食用外，还可以把它们制成面膜来用，比如，香蕉牛奶橙汁面膜淡斑、祛斑效果还不错。而且自制面膜取材方便，制作方法也很简单，适合经常使用。

西红柿蜂蜜面膜

1个西红柿 ✚ 5毫升蜂蜜 ✚ 10克面粉

调匀，洁面后，静敷20分钟后洗净即可。坚持使用可以使皮肤滋润、白嫩、柔软，长期使用还有祛除雀斑的功效。

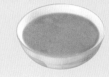

面部按摩美肤法

爸爸，你知道吗？为新妈妈的面部进行按摩，是产后很健康的美肤法。按摩不仅能帮助皮肤吸收营养成分，还可以促进面部血液循环，帮助皮肤完成代谢，让皮肤紧实干净。

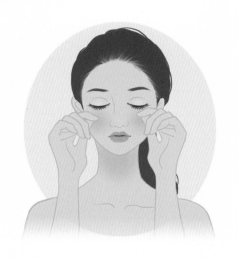

采用穴位经络按摩

面部按摩可以采用穴位经络按摩法，可用按、揉、拍、摩等多种手法按摩。

穴位经络按摩一般分为两个过程。

第一个过程是舒缓穴位。通过穴位经络的按摩，可以起到疏通经络、调和气血、排出面部毒素和代谢产物、舒缓面部肌肉僵硬的作用。

第二个过程是疏通阻塞的淋巴腺。淋巴含有营养成分和代谢产物，如果淋巴循环受阻的话，代谢物无法排出，就会使脸部水肿。如果用按压的方式疏通阻塞的淋巴腺，不仅可以缓解疲劳，还能消除脸部水肿，排出多余水分和毒素。

消除黑眼圈的按摩手法

新妈妈很容易黑眼圈，因为睡眠不足会引起新妈妈血液循环受阻，时间久了就会产生黑眼圈。每当早上照镜子时会看到大大的"熊猫眼"，爸爸要告诉妈妈不要为此着急。在充分补充睡眠的同时，按照正确的方法进行按摩，为眼睛提供充足的营养，刺激眼周和眼尾来促进血液循环。

爸爸为新妈妈做面部按摩前要注意三点

剪短指甲。

面部要均匀涂抹乳液。

每次按摩时间不宜过长，10~15 分钟即可。

爸爸手劲比较大，在帮老婆按摩时注意控制力道哦。

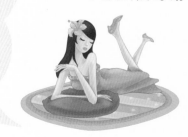

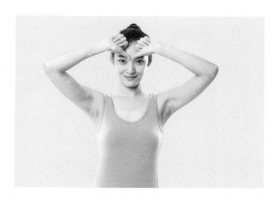

1. 双手大拇指轻压眉毛内侧边缘凹陷处（攒竹穴）3 秒钟，重复 10 次。

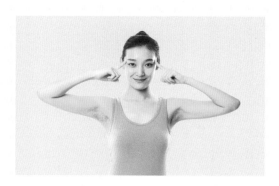

2. 用双手食指轻压太阳穴 3 秒钟，重复 5 次。

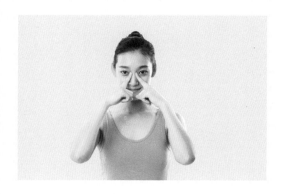

3. 用双手食指轻压眼部内侧，即内眼角稍上方凹陷处（睛明穴）3 秒钟，重复 10 次。

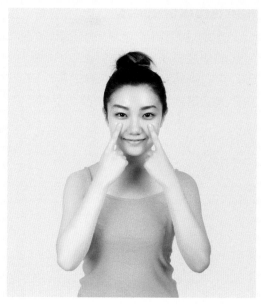

4. 用双手食指轻压瞳孔直下方眶下孔凹陷处（四白穴）3 秒钟，重复 10 次。

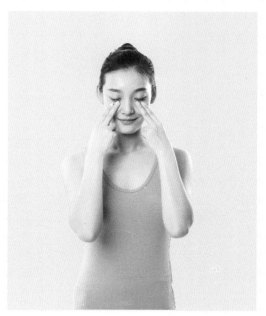

5. 将双手食指和中指并拢，置于眼眶下突出的骨头上（承泣穴），轻压 3 秒钟，重复 3 次。

眼角鱼尾纹也能淡化

产后，由于肌肤缺水，有些新妈妈在照镜子的时候会发现眼角长出了细纹，这就是所谓的鱼尾纹了。长了鱼尾纹看上去有些显老，新妈妈不要为此烦恼，不妨在细纹刚刚产生时就将其"扼杀"。通过长期坚持以下的按摩法促进血液循环，久而久之，肌肤也会因此重获弹性，使皱纹淡化。

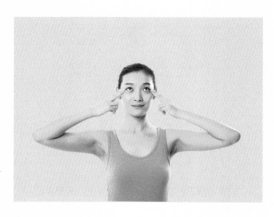

1. 取适量乳液，将乳液由内向外涂匀全脸，用双手食指和中指以斜线方向按摩太阳穴，重复 10 次。

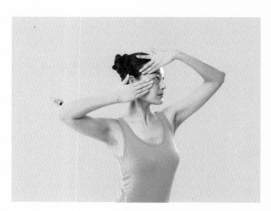

3. 将双手食指和中指放在眼尾处（瞳子穴），以螺旋状的手法按摩至头发与前额的分界线，重复 5 次，反方向也是如此。

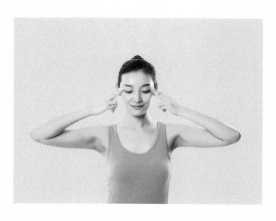

2. 用双手食指和中指按压太阳穴，并以此来放松眼角外侧的肌肉，重复 5 次。

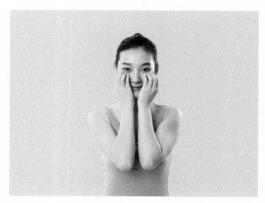

4. 最后将双手手指并拢放在眼底，轻轻敲打眼周。

把痘痘赶跑

新妈妈身体内的各种激素水平变化大，容易出汗、出油，而睡眠无规律、精神压力大，易引发新妈妈内分泌失调，再加上有些新妈妈心情不好，这都增加了长痘痘的可能性。

除了多喝水，促进身体的新陈代谢外，还要注意面部的清洁，睡前一定要用温水洗脸。这里有一套简单的面部按摩操，可以让新妈妈告别痘痘烦恼。

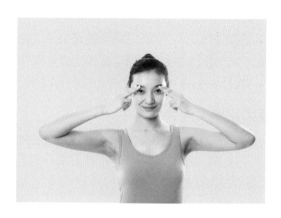

1. 双手食指和中指放在眼眉两侧。

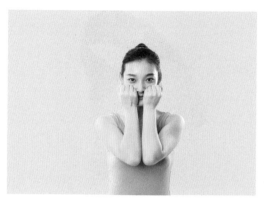

3. 双手轻轻握拳，放在鼻子两侧。

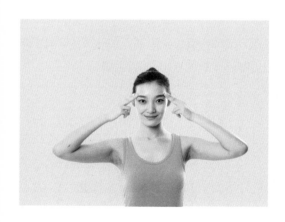

2. 从眼眉前部至太阳穴，间隙大约为 1 厘米，均匀地按压。

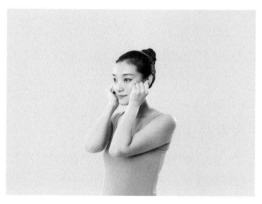

4. 从鼻子两侧向面颊和耳朵下面推拿。此套动作重复 3 次。

产后脱发不要急

产后脱发是很常见的，因为女性头发的更换速度与体内雌激素水平的高低密切相关。产后新妈妈雌激素分泌明显减少，从而引起脱发，再加上新妈妈睡眠不佳，以及很多地区月子里不让洗发的传统，加重了产后脱发。

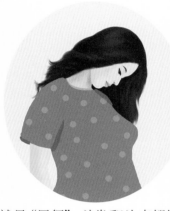

告诉老婆产后脱发是正常的

爸爸需要让新妈妈明白产后脱发是短暂的，自己要有信心，相信脱发会逐渐减少，而且新的头发会很快长出。同时，要避免精神紧张，因为紧张的情绪只会加重脱发的程度。

不要频繁梳头或者扎辫子

在哺乳期的时候，如果看到妈妈总是频繁、大力梳头，或者辫子总是扎得很紧，爸爸一定要劝劝妈妈，因为这些行为对头皮来说简直就是"暴行"，头发和头皮都很受伤，妈妈的心情则会更受伤。

爸爸帮妈妈梳头时，要用梳齿圆润的梳子梳头，将头发梳顺即可。高频率的梳头，只会使头发因为拉扯脱离毛囊，加剧油脂分泌，造成毛囊堵塞，让脱发更加严重。另外，扎辫子时也不要扎得太紧，久而久之会使毛囊脱落，影响头发生长，甚至会对毛囊造成永久伤害。

按时洗头

按时洗头可缓解脱发。其实，产后一周以后可以考虑洗头发了。按时洗头可以带走头皮上的油脂和灰尘，使头皮保持清洁，防止油脂不断堆积而堵塞毛囊。

脱发洗头要注意

洗头时水温尽可能保持在 37℃左右，含有硅酮类成分的洗发产品更适合干性、毛躁或受损发质新妈妈使用，这类成分会在毛鳞片上形成保护膜，让头发看起来顺滑、有光泽。

还有，爸爸别忘了提醒你的老婆再忙也要使用护发素哦！

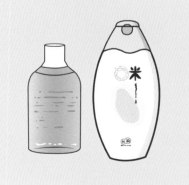

产后新妈妈防脱发食谱

头发的生长也需要充足的营养,那头发的营养从何而来呢?自然是和平时的饮食密切相关。如果新妈妈平时在饮食上不注意,偏食、挑食,不仅会造成身体营养不均衡,还可能导致头发因缺乏营养而干枯、分叉、脱发,因此,吃得对,头发才会更营养、更健康。

大约 30% 的新妈妈产后脱发是缺铁导致的,因此,可以通过多吃一些含铁的食物来解决脱发的问题。常见的含铁量丰富的食物有鸡肝、鸭血、黄豆、黑豆、蛋类、带鱼、蛤蜊、花生、紫菜等。

防脱发

猕猴桃葡萄芹菜汁

原料: 猕猴桃 2 个,葡萄、芹菜各 50 克,蜂蜜适量。

做法: ①猕猴桃洗净,去皮,切小块;葡萄洗净,去子;芹菜洗净,留叶切碎。②将上述食材放入破壁机中,加清水至上下水位线之间,启动破壁机,制作完成后倒出,饮用时加入蜂蜜搅匀即可。

营养功效: 葡萄含铁丰富,猕猴桃中维生素 C 充足,能够促进营养吸收和预防脱发。

花生黑芝麻黑豆浆

原料: 黑豆 45 克,花生仁 25 克,黑芝麻 10 克。

做法: ①将黑豆、花生仁、黑芝麻洗净。②将上述食材一同放入破壁机中,加清水至上下水位线之间,启动破壁机完成即可。

营养功效: 黑芝麻、花生有助于促进血液循环,有滋润头发的作用。

黑亮头发

菠菜猪肝粥

原料: 菠菜 150 克,猪肝 100 克,大米 50 克,盐适量。

做法: ①大米洗净,浸泡 30 分钟;菠菜洗净,焯水后切小段;猪肝洗净,切小块。②锅中加水,放入大米,熟后放入猪肝,10 分钟后撒入菠菜、少许盐,拌匀即可。

营养功效: 猪肝含铁丰富,可以预防缺铁导致的脱发,菠菜中维生素 C 含量丰富,可提升人体对铁的吸收。

核桃乌鸡汤

原料: 乌鸡半只,核桃仁 4 颗,枸杞子、葱段、姜片、盐各适量。

做法: ①乌鸡洗净,切块,入水煮沸,去浮沫。②加核桃仁、枸杞子、葱段、姜片同煮,水再次煮沸后,转小火炖至肉烂,加盐调味即可。

营养功效: 这道汤富含蛋白质,蛋白质是头发的主要构成成分之一,对于头发的生长和修复至关重要。

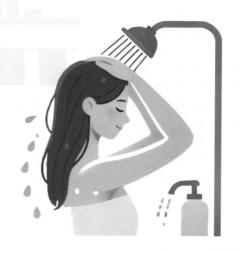

给老婆梳个利落舒服的发型

很多准妈妈在怀孕的时候就忍痛剪掉了一头秀丽的长发，认为月子里不好打理长头发，爸爸可以告诉妈妈其实不必这样。

其实，长头发的新妈妈在月子期间无须剪短头发，只需要学习一些简单的发型，新妈妈在月子里照样能成为时尚辣妈，利落度过这段特殊的时期。爸爸快来学习一下，然后操练起来吧！

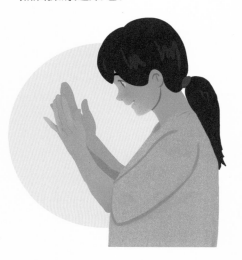

超简单的低马尾

这款低马尾的关键点在于顺滑感和利落感，而且非常简单，爸爸一看就会。不过，在开始之前一定要把老婆的头发用梳子梳得顺滑无毛躁感。然后将所有头发梳到脑后，尽量将头发贴近颈部，最后用稍松的皮筋绑上即可。

妈妈头发总打结、不顺滑怎么办？教爸爸一个非常好的办法，爸爸可以取适量的橄榄油、椰子油等富含脂肪酸和维生素的油，涂抹在妈妈的头发上，特别是发梢部分，然后用热毛巾包裹一段时间，最后用清水洗净，就会惊喜地发现头发柔顺了许多。一般一周 2 次即可，如果头发受损不是很严重，一周护理 1 次就可以了。

天然护发产品怎么选

介绍一些有益头发的植物成分，以便爸爸选购护发产品。

洋甘菊：常常用于保湿、舒缓，是植物系列中的"大明星"。

山茶油：因抗氧化特性，不易老化，用在头皮上可以形成保湿膜。

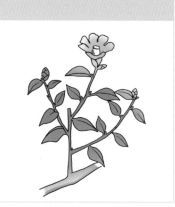

吹风机的使用

新妈妈在月子期间应使用吹风机及时吹干头发，出了月子之后，让头发自然干透更为适宜。

因为头发和头皮对高温非常敏感，长时间高温烘干，会带走头发上的自然水分。头发和皮肤一样，一旦失去水分就会变得干枯、脆弱，长此以往，头发的角蛋白和毛鳞片就会遭到破坏，头发更易脱落。不过偶尔使用吹风机是可以的，要注意风筒不要离头发太近。

吹发的时候，要让吹风机的风筒和头皮保持 30 厘米左右的距离。

吹风机使用时要注意 5 点

保持室内温暖：在吹头发时，确保室内温度适宜，避免在通风口或冷气直吹的地方吹头发，以防着凉。

洗头与吹发的时机：如果天气较凉，建议在白天洗头，并尽快用吹风机吹干头发。如果天气暖和，可选择白天洗头，并使用干发帽等辅助工具使头发快干。

选择适当的温度：使用吹风机时，务必选择热风档。因为热风能够更快吹干头发，避免头发长时间处于潮湿状态，减少寒气入体的风险。同时，热风也更为保暖，有助于预防感冒。

分区吹发：吹头发的时候要从里往外一层一层地依次吹干，特别是长头发的新妈妈要从里往外吹头发，这样头发干得快又干得透。如果从最外层直接吹，头发不易干透，即便头发外面已经干了，里面的发根还是湿的，这样对头发不好。

先发根后发梢：吹发根是让头皮干的好方法，同时保证了发丝中的天然水分不被高温带走，而且还能减少高温对头皮的伤害。

爸爸的贴心头部按摩

爸爸在为老婆进行头部按摩时，可以有意识地刺激老婆感觉特别舒服的部位。按摩完成后，爸爸的手指可以多停留一会儿，以轻松的心情，慢慢用手指指腹刺激、按摩头部。

按摩缓解脱发困扰

产后，造成脱发的原因很多，比如，头皮肌肤出油异常、毛囊腺萎缩、发丝脆弱等。配合头部按摩手法对头皮进行按摩，能达到改善头皮的作用，从根本上直击各种导致脱发的诱因，恢复头皮健康，加快发丝的生长速度，激活头皮和秀发的自主滋养能力。

按摩的益处

加强发丝供养。头发干枯、毛燥很大程度上都是由于头皮肌肤微循环较差，头皮肌肤的血液循环以及血液携氧能力低下，发丝无法充分汲取营养。按摩头部能强化头皮肌肤微血管的功能，促进血液循环，让毛囊得到滋养，使发丝乌黑强韧。

按摩头皮，防脱发

产后脱发、头发枯黄等头发问题不断困扰着新妈妈。而处于哺乳期，又不能使用太多美发产品，更是让新妈妈有些着急、焦虑。

现在就推荐给爸爸一个护发新妙招：每天坚持按摩老婆的头部，以促进头部血液循环，调节头皮腺体的新陈代谢，能够滋养头发，让新妈妈的头发更健康。洗发时配合轻柔舒缓的头部按摩，不仅能更彻底地清除头发上的灰尘和油污，更能帮助溶解头皮肌肤表面的死皮细胞，加速头皮肌肤新陈代谢，避免头皮毛囊被老废角质附着而堵塞。

按摩头皮的步骤

步骤一：认真按摩整个头部。为了放松头部，用双手的手掌放在头上，轻柔按压整个头皮。为进行全面的按摩，应慢慢地移动手掌。自额上发际，由前而后，由后而前，前后慢慢按摩 5 次。

步骤二：用手指梳理头皮。将双手的十指微屈，自然张开，以指腹按压在头皮上，自额上发际开始，由前而后梳头发到后发际。力量均匀适中，有顺序地单方向梳理头皮，并在指梳过程中配合按压、揉摩头部的动作，约 30 次。

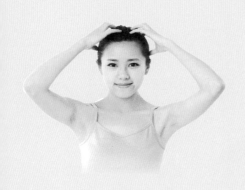

步骤三：手指插入头发中，画圆按摩。接下来，为改善头皮的血液循环，软化头皮，手指插入到头发中，用指腹画圆按摩。每个部位 3~5 秒，手指指腹要慢慢移动，按摩整个头皮。

步骤四：紧抓头皮再突然放开。为刺激头皮，用双手指腹紧抓头皮再突然放开，然后一点点地移动位置，刺激整个头部。注意力道要适中——以感觉虽有点痛，但很舒服为宜。

步骤五：手指微弯，敲击头部。为促进头皮的血液循环，消除酸痛，手指可微弯，用指腹轻轻敲击头部。这样也可以刺激整个头皮。肩膀和颈部酸痛时，先敲击头部，再敲击肩膀和颈部，效果会更好。

步骤六：轻扯头发。最后要轻扯头发。手指插入头发之中，向上轻扯头发。一点点改变位置，刺激整个头部。至此，头部按摩的整个过程结束。

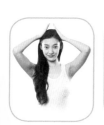 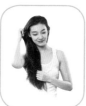 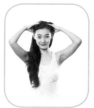 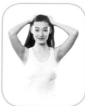 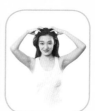 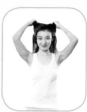

步骤一　　　　步骤二　　　　步骤三　　　　步骤四　　　　步骤五　　　　步骤六

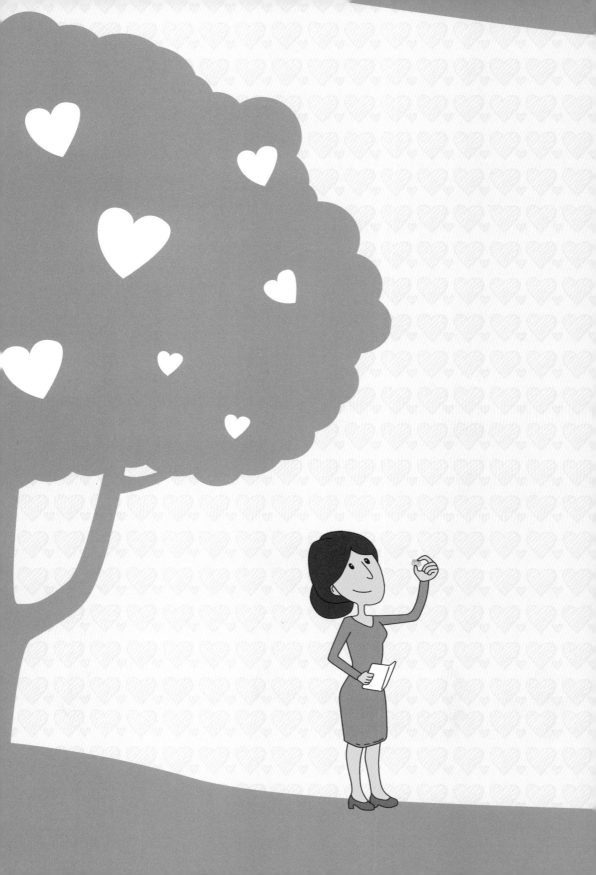

第六章
寻求外援，共战产后情绪"怪兽"

　　当新妈妈产后情绪不稳定时，向外求助是一个可以考虑的选项。但是具体是否需要向外求助，需要根据新妈妈的实际情况来进行判断。如果问题比较严重，建议寻求专业的心理治疗或咨询；如果问题比较轻微，可以考虑通过自我调节来缓解；如果问题是由于其他原因引起的，建议寻找相关的专业人士进行咨询和治疗。

及时找外援，别硬撑

在前面的章节中，爸爸应该已经学到了一些方法预防产后焦虑、抑郁的发生。爸爸可能还想知道，有没有别的办法或者做点其他的事情，让自己的老婆感觉更好，如果有的话，该怎么去做。同时，爸爸要劝一劝妈妈千万不能封闭自己的内心，寻求老公的帮助是非常必要的。

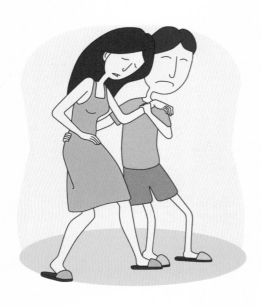

求助的方式

一般来说，方便且有效的办法包括自我照顾、家人的帮助、专业帮助，以及建立自己的支持网络等。几乎所有的产后焦虑或者抑郁的妈妈都会从寻求帮助中获益，而且逐渐慢慢恢复，而专业的帮助会加快这一进程。

请记住，尽量不要让身边那些对产后忧郁、焦虑或者抑郁的误解阻碍新妈妈寻求帮助，不要让老婆一个人承受。有很多非常好的专业人士可以提供大量有效的办法，帮助新妈妈更好地度过这个特殊的时期。

如果新妈妈遇到下列情况，就需要寻求专业的帮助了

尽管新妈妈和家人都做了一些生活方式的改变，但是新妈妈的感觉依然很糟糕，甚至更糟糕了。

新妈妈无法照料自己和宝宝。

新妈妈无法入睡或吃不下东西。

新妈妈有伤害自己或者他人的想法。

新妈妈对什么都提不起兴趣。

如果产后新妈妈出现以上情况，建议及时寻求专业的心理帮助，向心理医生、心理咨询师等专业人士咨询和进行治疗。如果爸爸或者家人还是无法探究新妈妈焦虑的程度，可以试试下面这个专业的测试。

爱丁堡产后抑郁症量表

爱丁堡产后抑郁症量表(Edinburgh Postnatal Depression Scale，简称 EPDS)[①]是评估产后抑郁症时使用非常广泛的量表。

请新妈妈根据最近 7 天的感受，将下面最符合的描述勾出来。

1. 我能够大笑，并且能够发现事物有趣的一面	○ 和过去一样(0 分) ○ 没有过去那么多了(1 分) ○ 比过去少多了(2 分) ○ 几乎没有过(3 分)
2. 我对事情怀有美好的期待	○ 和过去一样(0 分) ○ 没过去有那么多了(1 分) ○ 比原来少多了(2 分) ○ 几乎没有过(3 分)
3. 当事情出错时，我会产生不必要的自责	○ 大多数时候是这样(3 分) ○ 有些时候是这样(2 分) ○ 偶尔会这样(1 分) ○ 从来不会(0 分)
4. 我会感到莫名其妙的焦虑或者担心	○ 从来没有(0 分) ○ 几乎没有(1 分) ○ 有时候会(2 分) ○ 经常会(3 分)
5. 我会感觉莫名其妙的害怕或者恐慌	○ 经常这样(3 分) ○ 有时候这样(2 分) ○ 这样的时候不多(1 分) ○ 从来没有过(0 分)

①来源：Edinburgh Postnatal Depression Scale.J.L.Cox，J.M. Holden，R. Sagov-sky，British Journal of Psychiatry (1987)，150，782-786.

6. 生活中的事情让我感到无望	○ 大部分时候我完全不能处理（3分） ○ 有时候我不能像以前一样处理得那么好（2分） ○ 大部分时候我都能处理得很好（1分） ○ 现在我能处理得和以前一样好（0分）
7. 我的睡眠不好，为此我感到很不快乐	○ 大部分时候会（3分） ○ 有时候会（2分） ○ 偶尔会（1分） ○ 从来不会（0分）
8. 我觉得难过、痛苦	○ 大部分时候会（3分） ○ 经常会（2分） ○ 有时候会（1分） ○ 从来不会（0分）
9. 我很不快乐，会哭泣	○ 很多时候会（3分） ○ 经常会（2分） ○ 偶尔会（1分） ○ 从来不会（0分）
10. 我产生了伤害自己的念头	○ 经常有（3分） ○ 有时候有（2分） ○ 很少有（1分） ○ 从来没有（0分）

把所选择的答案后面的数值加起来，得到的就是新妈妈的总得分。

如果分数超过 10 分，爸爸需要联系产科医生、健康护理师或者心理健康专家来进行进一步的评估。

如果得分超过 13 分，这说明新妈妈可能得产后抑郁症了。

向谁寻求专业帮助

有各种医学和心理健康专家可以为新妈妈提供帮助。有专门治疗女性在怀孕期间和产后所患的相关心理健康疾病的专家。如果爸爸能帮老婆自己能找到这一领域的专家，将是一个很好的起点。

为了治疗产后抑郁，新妈妈可能需要多看几个健康专家。比如，可能需要一个心理健康专家为新妈妈做心理治疗，还需要一个医生为新妈妈进行药物治疗等。

产科医生

在怀孕期间和产后阶段，新妈妈可能与产科医生接触得最为密切。因此，可以先从他们那儿寻求帮助。如果新妈妈或者爸爸愿意和医生聊聊产后情绪问题，产科医生将给予新妈妈有效的帮助。或许，医生还会推荐一个在治疗产后问题上有所专长的心理健康专家。

心理健康专家

心理健康专家接受过关于人的思维、情绪和行为的专业训练，可以提供谈话疗法和心理咨询。如果对新妈妈产后情绪问题的治疗主要是谈话疗法，那么一个好的心理健康专家将给予新妈妈非常大的帮助。

另外，心理健康专家能够更加准确地评估出新妈妈的状态，确定严重程度，为新妈妈提供个性化的干预计划，让新妈妈更好地应对焦虑的情绪和初当妈妈的压力与挑战。还能够帮助产妇的家人进行沟通和合作，帮助家人更好地理解老婆的产后抑郁。

中医专家

中医在诊治产后抑郁时，通过辨病、辨证、辨气血，发现肝郁不舒、气滞血淤为导致产后抑郁的主要原因。也可以这样理解：女性妊娠以后，身体的气血精液都会集中起来养胎，以致自身的气血不足，分娩时又失血耗气，致使肾精亏损。气血两虚，心脉失养，神无所藏，易悲善惊，易动怒，所以，由此可能引发产后抑郁，可以用中药补养妈妈的身心。

哺乳期的妈妈需要吃中药时，应该遵循医生的建议和指导，确保药物使用的安全性和有效性。

功能医学专家

功能医学是整体医学，其把人体内环境看作是一个池塘，各个脏器养在其中，只有环境好了，才能养出一池的好鱼。功能医学专家会帮助产后抑郁的妈妈做精准的功能医学检测和干预，调理好内环境，从根源上改善产后抑郁，这样它就成了无根之木，没有生存的土壤了，自然而然情绪就会好了。

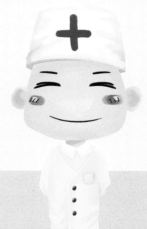

亲朋好友齐上阵：打造最强后援团

作为新手爸爸，虽不能代替新妈妈承受产后的痛苦，但可以积极动员亲朋好友的力量，为产后新妈妈提供必要的支持，帮助她度过这个困难的阶段。

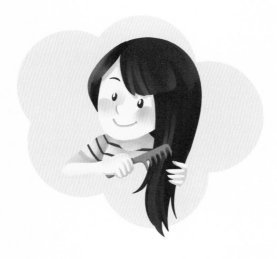

尽量让老婆在月子里更舒适

在新妈妈坐月子期间，家里的长辈可能会用很多旧习俗来束缚新妈妈，比如，月子里不能洗头、刷牙，不能下床走动，不能开窗通风……让本就焦虑、易怒的情绪雪上加霜。这个时候，就需要医生或者有权威的家人告诉长辈这些老习惯是不利于健康的。

合理安排洗头发的时间

在月子里，新妈妈可以合理安排洗头发的时间。一般来说，产后的前几天需要休息和恢复，但随后可以根据身体状况和医生的建议，适当洗头发。使用温和的洗发水和护发素，保持水温适宜，洗完头后及时用干净的毛巾轻轻擦干头发并用电吹风热风档吹干，避免受凉。

注意通风的方式和时间

通风对于新妈妈的身体恢复和宝宝的健康都是非常重要的。但是，通风时要注意方式和时间，避免直接吹风或者受凉。可以选择无风、日光充足的时间段通风，时间控制在 15~20 分钟，比如，早上 9~10 点，下午 3~5 点。妈妈和宝宝可以先到其他房间休息或等待，等到通风换气后，房间恢复适宜温度，再让妈妈和宝宝回来。

保持心情愉悦

新妈妈要保持心情愉悦，这对于身体的恢复和宝宝的健康都是很重要的。可以尝试一些放松的活动，比如，听轻柔舒缓的音乐、看书、在房间里散散步等，缓解压力和焦虑感。

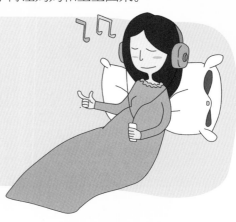

让好朋友多陪陪她

如果爸爸觉得自己的老婆已经出现了产后抑郁的表现，可以让老婆的好朋友多来安慰她，请老婆觉得高兴或者安心的人来陪伴她、安慰她，或者让朋友帮忙照顾宝宝，让老婆多休息一会儿，她会觉得好一些。

当然，在好朋友来之前，爸爸要和老婆的好友沟通好老婆产后抑郁的事情，让朋友多劝导老婆。即使老婆向好友发脾气，爸爸也要向着自己的老婆，私下可以再向她的朋友道歉，让朋友知道新妈妈现在处在一个焦虑、抑郁的状态里。

让老婆进一个可以交流的产后妈妈群

爸爸应鼓励妈妈加入微信群或小区里的妈妈圈等社交群体，不管是聊育儿经验，还是聊家庭生活，让妈妈找到合适的群体聊天，会减少她的焦虑和忧郁。

不要强迫妈妈

需要注意的是，让老婆进入产后妈妈群体是一个双方的过程，需要她的主动参与和选择。同时，也要尊重她的个人隐私和选择，不要强迫她加入任何不感兴趣的群体。

即使群里聊的是比较负面的内容，比如爸爸都不负责任，婆婆都是只照顾宝宝，家里一团糟的，吐槽的、搞笑的……让新妈妈觉得新妈妈这个群体其实都会面对各种各样的挑战，新妈妈都不是万能的，婆婆都是和新妈妈有矛盾的，大家都是一样的，或许对她来说也是有帮助的。

爸爸和好朋友可以一起策划户外亲子活动、家庭主题活动、烹饪活动、读书会、下午茶等，通过让新妈妈身心愉悦的活动，让新妈妈暂时忘掉烦恼，放下焦虑的情绪，为新妈妈打造一个积极乐观的环境。

爸爸的理解、帮助与宽容都是解开老婆心结的"良药"。

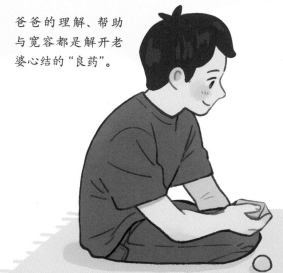

同样需要关爱的爸爸

越来越多的研究表明，新妈妈在产后出现情绪问题的同时，爸爸也有一定概率在遭受坏情绪的困扰。

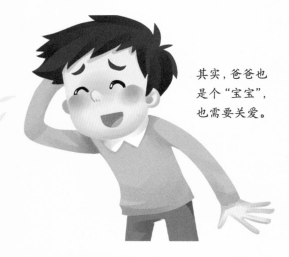

其实，爸爸也是个"宝宝"，也需要关爱。

爸爸也有压力

爸爸的坏情绪并非像新妈妈那样是由体内的激素引起的，很可能是因为初为人父所带来的一些压力。这些压力包括养育孩子的费用、夫妻之间关系的变化，以及对承担父亲责任所产生的恐惧。

爸爸也会痛苦

传统观念中，爸爸是依靠，抑郁与坚强的爸爸搭不上边儿。于是家人将心思都放在妈妈与宝宝身上，忽略了爸爸的存在与感受。

需要关爱的爸爸

大家都知道产后妈妈需要关爱，却忽略了爸爸的情绪健康。其实，中国年轻爸爸的压力要比大多数国家爸爸的压力大得多，更应该获得情绪上的关注，尤其是产后。

爸爸情绪不好，妈妈也难受

爸爸作为家里的顶梁柱，如果情绪不好会影响其他家庭成员的情绪，尤其是和他朝夕相处的老婆。所以在关心妈妈的同时，一定不要忽略了爸爸，给予足够的支持和关心是十分有必要的。

用绿色健康的方式解压

新爸爸在面对情绪问题时，要找到正确的绿色健康的解压方式，可以选择去唱歌、运动来排解；也可以去一个无人的地方大喊发泄……只要是健康的都可以尝试，让自己尽快从负面情绪中走出来，千万不要酗酒哦！

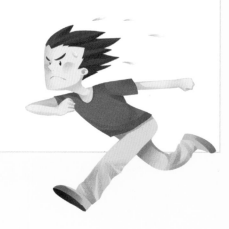